WJS CORSO

WJS

Klaus Fußmann

Die verschwundene Malerei

CORSO bei Siedler

Inhalt

Das Ende der Kunst

ALLES FLIESST. UND DOCH BLEIBEN DIE PHÄNOmene sich gleich, im langsamen Zyklus kehren sie nach einer gewissen Zeit wieder zurück. Sie bleiben unverändert. Es gibt nichts Neues unter der Sonne. Diese lapidare Weisheit der Alten bestätigt sich immer wieder. Doch ist es fraglich, ob sie auch für die Moderne gilt, denn hier sind die Veränderungen nicht nur scheinbar, sondern real.

Seit dem siebzehnten Jahrhundert hat sich mit dem Aufkommen der Naturwissenschaften die Vorstellung von der Welt vollkommen geändert. Wir wissen jetzt etwas von der inneren Beschaffenheit der Dinge und von der unendlichen Weite des Raumes. Wir trauen nicht mehr unseren Augen, dem was wir sehen, sondern vertrauen der wissenschaftlichen Lehre von den Dingen. Heute wissen wir, daß nichts so ist, wie es aussieht. Hinter der Fassade der Dinge liegen ganz andere Strukturen, als es den Anschein hat, und wir lassen uns so schnell nicht mehr täuschen. Diese totale Verschiebung der Wahrnehmung, aus der Unmittelbarkeit des Sehens in die indirekte intellektuelle Wahrnehmung, durch

Messen und Analysieren, veränderte die ganze Zivilisation und auch die Kunst. Der Verzicht auf die nur optische Wahrnehmung war eine Voraussetzung für diese Veränderung; erst als »Blinden« wurde uns vieles von der Struktur der Dinge bekannt, welches wir als Sehende niemals erfahren hätten.

Seit Kepler und Newton wurde die Kompliziertheit der Welt immer offenbarer, und es wurde klar, daß es sich mit fast allem anders verhielt, als man geglaubt hatte. Die Naturwissenschaftler konnten ihre Behauptungen beweisen. Mochte die Kirche die neuen Lehren verdammen, es stellte sich schließlich als richtig heraus, daß die Erde rund und die Sonne der Mittelpunkt der Planeten war und daß die Lebewesen, einschließlich des Menschen, von Art zu Art sich weiterentwickelt hatten. Im neunzehnten Jahrhundert dann, als die Bakterien und die Atome entdeckt wurden, als diese Reise in das Innere der Dinge erst richtig begann und das wissenschaftlich ausgerichtete Weltbild sich über die ganze Erde verbreitete, veränderte sich auch die Kunst.

Die Veränderung der Kunst war natürlich ein ganz anderer Prozeß als der, der innerhalb der Naturwissenschaften ablief. Es gab da keine Zahlen und Gewichte, mit denen man Vergleiche hätte anstellen können, sondern man mußte sich weiterhin auf sein ästhetisches Gefühl verlassen. Die moderne Kunst wurde so etwas wie ein kalkuliertes Empfinden. Es wird immer wieder gesagt, daß vor allem die Fotografie das Abstraktwerden der Kunst verursacht habe, indem sie durch die Genauigkeit ihrer Wiedergabe, durch ihre schon wissenschaftliche Objektivität, die Kunst in jene Ecke drängte, die man dann später die Moderne nannte. Viele Faktoren mögen dabei noch mitgewirkt haben, doch grundlegend verändernd hat nur die seit Anfang des neunzehnten Jahrhunderts dominierende neue Vorstellung von der Welt auf die Kunst gewirkt. Denn das moderne Weltbild entzog der Kunst ihre Grundlage. Jahrhunderte hatte sie im Dienst der Kirche gestanden, hatte sich in ihrem Schatten entwickelt und war dann darangegangen, mythisch und gläubig das Seiende auszudeuten. Dieser Hintergrund aus Mythos und Glaube war jetzt nicht mehr vorhanden, und folglich begann das ganze Gefüge der Kunst zu wanken. Die Kunst entsprach nicht mehr ihrer Zeit. Sie haftete immer noch an mythologisch-historischen Themen, wurde aber dabei immer trockener und kitschiger.

Die moderne Kunst hat dann die Religion, die Mythen und auch das Gefühl aus ihrer Thematik verbannt und sich ganz auf die Form verlassen. Wunderbares ist dadurch entstanden. Die Kunst wurde fast so abstrakt und vielschichtig wie die Wissenschaft. Aber es zeigte sich bald – jetzt am Ende des zwanzigsten Jahrhunderts mehr und mehr –, daß die Kunst nicht für immer von der Form leben konnte und daß sie in der Welt der Wissenschaft und der Maschinen keinen Platz hatte.

Diese unsinnliche Welt aus Zahlen, Messungen und Realitäten hat kein Thema, kein Sujet an die Kunst zu vergeben. Die Wissenschaft hat mit der Kunst nichts gemein, und je mehr wir auf diese Computer- und Genewelt zugehen, um so klarer wird das.

Das Dilemma der Kunst besteht nun darin, daß sie ihre alte Welt verloren hat und in der neuen nicht gebraucht wird. Die Kunst kann nicht wieder zurück zu den bewährten Themen aus der Vormoderne, weil diese, genauso wie die Religion und die Mythen, ihre Glaubwürdigkeit verloren haben. Versucht sie es aber, ist sie wieder (jedenfalls bis jetzt) ein Anachronismus, wie sie es vor rund hundert Jahren, vor dem Beginn der modernen Kunst geworden war. In diesem Elend ist die Kunst in Gefahr sich aufzureiben. Sie verzehrte und verzehrt weiter ihre Substanz: Sie warf die Religion ab und den Mythos (was sie mußte), sie befreite sich – nach dem Impressionismus – aus Dekor und schönem Schein; sie beschränkte sich auf sich selbst und wurde abstrakt, konkret und informell; sie löste sich vom Bild und versuchte sich in Performances und Environments; sie gab sich schließlich selbst auf und legte ihre Geschicke in die Hände von Kunstmachern, Theoretikern und Experten. Bei alledem müssen wir feststellen, daß der Begriff von Kunst immer ungenauer wurde. Die Kunst kann jetzt alles sein und nichts. Bei all diesen Experimenten wird sie langsam zerrieben. Die Kunst verschwindet dadurch als ein ernst zu nehmender Faktor aus der Gesellschaft. Sie ist mittlerweile zum Begriff für das schlechthin Irrationale geworden. Die Bilder verschwinden, und ein lustiges Panoptikum tritt an ihre Stelle. Die Kunst verschwindet, indem sie sich auflöst.

Von der Gefahr der Rede

Die bildende Kunst ist handwerklich orientiert und fordert bei solider Ausübung den ganzen Mann. Das Handwerk fängt mit der Kenntnis von den Pigmenten an, von denen manche, wie Umbra und Zinnober, im Laufe der Zeit nachdunkeln, geht weiter mit der Frage nach den richtigen Bindemitteln oder ob eine magere Grundierung mit Kreide und Leim einer fetteren mit Ölzusätzen vorzuziehen sei, setzt sich fort mit der Suche nach stabilen Keilrahmen, kräftigem, doch feingewebtem Leinen, haltbaren Pinseln und doppelt und dreifach rektifizierten Terpentinen. Aber nicht nur die Ölmalerei, sondern auch das Aquarell, und erst recht die Radierung und die Lithographie fordern Geschick und Erfahrung.

Das Handwerk setzt sich in der Kunst selbst fort. Vieles kann in diesem Metier nur aus langjähriger Übung heraus gelingen. Oft, wenn das Unmögliche doch möglich wurde und verwirklicht scheint, ist es der manuellen Geschicklichkeit des Malers zu verdanken. Man sieht einem Bild an, daß es gemacht wurde, man sieht die Pinselführung. Die Art, wie die Striche und Verwischungen darauf ausgeführt sind, entscheidet, ob das Gemälde uns überzeugt oder nicht. Diese Farbstriche können mit dem virtuosen Duktus eines Frans Hals gemalt sein oder opak und vielschichtig wie bei Tizian. Wie der erste Anschlag eines Pianisten schon den Ablauf einer Sonate erahnen läßt, so ist der Pinselansatz auf einer grundierten Fläche entscheidend für die Charakteristik des Bildes. Ein ganzes Leben kann damit verbracht werden, darüber nachzusinnen, wie ein Pinselstrich auszusehen habe, mit Leichtigkeit aber jene sieben Jahre, die nach der Erzählung ein chinesischer Zen-Meister brauchte, um dann in sieben Minuten mit ein paar wohlgesetzten Pinselhieben ein Meisterwerk zu vollbringen. Es ist der Traum von der vollständigen Beherrschung der Mittel, der sich darin zeigt, ein Wunschtraum, der jeden Künstler sein ganzes Leben lang begleitet.

So ganz der Malerei hingegeben zu sein und nur darin sich zu erfüllen, war Monet vergönnt. Mit Bewunderung sehen wir bei ihm die Einheit von Leben und Werk. Selbstverständlich und rückhaltlos war er der Farbe, will sagen der Malerei, hingegeben. Er hatte das unvergleichliche Talent, den flüchtigen Erscheinungen der Natur, dem wechselnden Licht und den atmosphärischen Verschiebungen malend folgen zu können. Wie ein guter Tennisspieler die Flugbahn des Balles im Ansatz erkennt und seinen Schläger danach ausrichtet, folgte er malend den jeweils sich ändernden Stimmungen an der Fassade der Kathedrale von Rouen. Dieser Vergleich stammt von Kenneth Clark, und er trifft genau.

Claude Monet war ein sehr gelassener Maler, und der Reichtum seiner Kunst nahm mit den Jahren immer noch zu. In wachsenden Ringen vollendete er seine Kunst, sein Werk sollte eines der bedeutendsten der modernen Malerei werden. Er malte ein Alterswerk, das für den Impressionismus ohne Beispiel ist und gleichzeitig die Summe dieser Kunstepoche zieht. Dies alles entstand, obwohl ihm schon mit vierundsechzig die Gefahr drohte, am grauen Star zu erblinden. Draußen in Giverney begann er die großen Seerosenbilder und jene Unmöglichkeit, die er möglich machte: die Cineramabilder aus der Orangerie. Er malte noch, als er in den Achtzigern war und – fast blind – nur die grellen Farben klar erkannte: Orange und Gelb. Monet hatte einen Malzwang. Er klagte einmal einem Freund über den ihm verhaßten Drang, jeden Morgen um acht Uhr ins Atelier gehen zu müssen und weiter zu arbeiten. Doch außer ein paar kurzen Äußerungen über Kunst an Freunde und Kunsthändler sowie einigen Bemerkungen darüber in Briefen gibt es von ihm keine kunsttheoretischen Überlegungen. Ich denke, er hätte es abgelehnt, darüber zu schreiben. Er fand seine Vollendung in seiner Kunst, und so stellt man sich – ich mir selbst übrigens auch – einen Maler vor.

Während ich diese Sätze über Monet schreibe und damit die nur malenden Maler lobe, sitze ich über ein Blatt Papier gebeugt, mit dem Entschluß, ein

Buch über das Ende der Moderne zu schreiben. Ein ungutes Gefühl stellt sich dabei ein, eine gewisse Beklemmung, sich damit zu spalten und schließlich auf keinem Felde mehr zu Hause zu sein; Furcht, ähnlich dem Antaios, Kraft zu verlieren. Antaios wurde erst von Herakles besiegt, als dieser ihn in die Luft hob, blieb aber unbezwingbar, solange er noch Boden berührte. Ich spreche hier von der ungebrochenen Kraft, die nötig ist, ein Bild zu gestalten. Denn wir alle empfinden noch mythisch, und Maler ganz besonders: So wie der libysche Riese Antaios seine Kräfte aus der Erde zog, so schöpfen auch die Maler, verbunden mit der Erde, ihre Kräfte. Dabei ist es nicht nur so, daß die Natur die Vorbilder liefert, sondern auch viele wichtige Pigmente sind gemahlene Erden. Die bildenden Künste sind auf mannigfache Weise mit der Erde verbunden, und ohne Zweifel besteht Gefahr, wenn sich einer von dort in den windigen Fährnissen des Wortes versucht.

Als schreibender Maler steht man durchaus nicht allein da. Selbst wenn man von jenen zeitgenössischen Künstlern absieht, die sich Stund' um Stund' über Kunst äußern können, haben überraschend viele Maler über ihr Metier geschrieben. Dem Deutschen fällt in diesem Zusammenhang zunächst immer Philipp Otto Runge ein, der Kunstgeschichte liebstes Kind, der sogar eine Farbenlehre entwarf. Seine Kunst scheint aber unter seinen Theorien gelitten zu haben. Er konnte die beiden Disziplinen nicht mehr trennen, seine Bilder sehen aus, als hätte er sie denkend gemalt. Dann natürlich die Tagebücher von Klee und Beckmann; die Dramen und Gedanken in Güstrow von Barlach; die Dramen von Kokoschka und noch eine Farbenlehre von Itten. Denkt man so nach, fallen einem immer mehr Namen ein: Noldes »Jahr der Kämpfe« und Grosz' »Ein kleines Ja und ein großes Nein«; Gauguins Bücher, vor allem »Noa-Noa«; Briefe von van Gogh und Paula Modersohn-Becker; »Die andere Seite« von Kubin, einer der wenigen surrealen Romane, und Rudolf Schlichters »Das widerspenstige Fleisch«.

Einmal im Schwung, werden es immer mehr: Delacroix, Giacometti, Leonardo, Vasari, Waldemar Grzimek über die thüringische Stuckplastik, Malewitsch, Kandinsky, Klaus Richter, Corinth und der sich aus seiner Malerei herausschreibende Martin Rosz. Man könnte noch lange fortfahren, und beinahe scheint es mir, als seien die Schreibenden in der Überzahl.

Schon bei dieser Reihung fällt auf, daß die Modernen sich öfter zur Kunst geäußert haben als die Künstler der voraufgegangenen Jahrhunderte. Ein Grund dafür dürfte sein, daß immer mehr Kunst geschaffen wurde und die Kunst dabei immer spekulativer wurde. Wie es zu der Spekulation kam, soll das Thema dieses Buches sein, wie Kunst sich ausdehnte und sich zu einem Teil unseres Lebens machte, soll im nächsten Kapitel beschrieben werden. Denn – trotz aller Skrupel – ist der Künstler fast gezwungen, sich in der jetzigen Situation auch sprachlich zu äußern. Eine babylonische Verwirrung hat die Kunst erfaßt. Darüber gilt es nachzudenken und zu schreiben. Vieles hier mag persönlich gefärbt sein, und das meiste wird vom Standpunkt eines Malers betrachtet werden. Andere mögen eine andere Auffassung von Kunst haben – für mich ist die Malerei, die Aura der großen Bilder, der Maßstab für Kunst.

Die Welt, in der wir leben

Natur, Artefakte und Kunst

Wir unterscheiden zwischen Natur und Kunst und denken dabei an zwei gegensätzliche Welten. Die Natur war schon immer da, sie war und bleibt das Beharrende, die Kunst ist dagegen vom Menschen gemacht und ist – im Verhältnis zum Alter der Natur – gänzlich neu. Natur kann mit der Kunst der Malerei gespiegelt werden, etwa wenn wir ein Bild von einer Landschaft malen. Wir versuchen dann, uns und anderen zu zeigen, was wir dort Besonderes sehen, müssen aber bald feststellen, wie verschieden die Auffassungen sind: kaum jemand sieht in dem Gemalten das gleiche wie wir, jeder interpretiert es anders.

Was man in einem Bild sieht, ist zunächst gleichgültig, denn für die meisten Menschen bleibt ein Gemälde eine mit Ölfarben bemalte Leinwand. Die Kunst wird oft übersehen. Doch ist Kunst nicht selten, sie ist vielmehr überall, wir begegnen ihr auf Schritt und Tritt. Nur, zwischen Natur und Kunst zu unterscheiden, ist manchmal schwierig, und zwischen Kunst und künstlich, noch schwieriger. Ein Beispiel kann das verdeutlichen.

Nehmen wir einmal an, in einem Park sähen wir eine Eiche, unter der eine Statue stünde, so würden wir den Baum der Natur und die Statue der Kunst zurechnen. Befindet sich aber unter dem Eichbaum statt der Plastik ein Hünengrab, so bezeichnen wir dieses vielleicht noch als Kunst, womöglich aber nur als künstlich, und meinen damit, daß es zwar von Menschen gemacht ist wie die Kunst, doch deren Merkmale nicht besitzt. Für ein Kunstwerk würden wir das Grab halten, wenn die Findlinge nahezu fugenlos geschichtet wären, für ein Artefakt hingegen, wenn die Architektur nicht außergewöhnlich ist. Ob es sich hierbei um Kunst handelt oder nur um ein Grab aus der Steinzeit, ist jeweils eine Ermessensfrage.

Was Kunst ist und was keine mehr, ist manchmal eine schwierige Entscheidung. Denn wenn wir noch einmal die Eiche und die Skulptur als Beispiel nehmen und jetzt beim Nähertreten bemerken müßten, es bei der Plastik mit einem Gipsguß oder gar mit einem Serienprodukt aus PVC zu tun zu haben, würden wir überscharf reagieren und von vornherein jeden Kunstwert abstreiten. Das Modell zu einer solchen Kunststoffplastik kann durchaus mit einem starken Willen zur Kunst gemacht worden sein, doch verhalten wir uns hier besonders eifernd. Obwohl auch der Kitsch seinen besonderen Platz innerhalb der Kunst hat, sind wir bei seinem Anblick keinesfalls gewillt, von Kunst zu sprechen. Welchen Gegenständen in einem Park das Wort

Kunst zukommt und welche bloße Dinge bleiben sollen, wird bei einiger Überlegung immer schwieriger.

Das kleine barocke Teehaus ist zweifellos Kunst, und die im letzten Jahrhundert künstlich geschaffene Ruine auch noch. Die am Wege stehende Holzbank, flaschengrün gestrichen und mit einer schön geschwungenen Sitzfläche, zählt ganz klar nicht mehr dazu, hingegen fünfzig Meter weiter, die alte Steinbank mit den berühmten Reliefs an den Seitenflächen auf jeden Fall. Folgen wir dem Weg, so bemerken wir, wie kunstvoll dieser und alle anderen Wege im Park angelegt sind. Ist das nun Kunst oder nicht mehr? Die Frage danach wird immer verwirrender. Unser Pfad führt uns an einen künstlich angelegten See und vorbei an prachtvollen, gezüchteten Blumen. Die Kunst der Gärtner wird uns sichtbar, und am Ende erfahren wir womöglich: Auch die natürliche Eiche steht nicht von Natur aus an ihrem Platz, sondern wurde vor hundert Jahren dorthin gepflanzt.

Fast in allen Dingen, die uns umgeben, steckt eine Spur von Kunst. Irgendwann einmal hat ein künstlerischer Geist Form und Farbe beeinflußt: ob Haus, Teller, Schuhe oder Fahrrad, sie alle sind nicht immer das gleiche Ding, sondern wandeln sich im Lauf der Zeit nach ästhetischen Gesetzen. Manchmal geschieht das noch vor unseren Augen, wir nennen es dann Mode, aber in den jeweiligen Trend spielt sicherlich ein Funke Kunst hinüber.

Kunst ist in vielen Dingen vorhanden, ohne diese direkt zum Kunstwerk zu machen. Selbst Menschen, die glauben, ganz ohne Kunst zu leben, werden täglich von ihr beeinflußt.

Spuren von Kunst finden wir nicht nur in Haushaltsgeräten und Automobilen, Kunst drückt sich auch in unseren täglichen Handlungen aus. Aber sie ganz vom Werk oder Gegenstand zu trennen und in einer Handlung noch Rudimente von Kunst zu akzeptieren, setzt voraus, schon in dem Willen zum Schönen einen Kunstgehalt oder wenigstens eine Kunstbereitschaft zu sehen. Das Schöne ist zwar nicht die Kunst, aber es gehört auf jeden Fall zu ihren Vorhöfen. Wir müssen in der Bereitschaft zum Schönen auch den Willen zur Kunst sehen. Jeder Mensch hat den Willen zur Schönheit, und keiner kann sich diesem Willen entziehen, ohne Neurosen zu entwickeln. So mögen ein Waschzwang und eine Putzteufelei, auch übertriebene Ordnung aus einer gestörten Beziehung zum Schönen resultieren. Sauberkeit und Ordnung, die zu einem Zwang werden, können durchaus Grund in einem verkümmerten Schönheitsempfinden haben. Und der Wille zum ästhetisch Schönen ist dabei, wenn am Samstagnachmittag für viele der Dienst am Auto beginnt und man am Schluß der kultischen Waschung mit einem weichen Staubtuch noch einmal über die Stoßstange geht, damit sie strahle und funkle in der schon schräg stehenden Sonne.

Die Kunst ist so gut wie überall eingedrungen und hat auch die Menschen selbst, ihre Erzeuger, erfaßt. Manche vermuten sie mittlerweile überall, andere leugnen noch ihre Existenz. Die Kunst von der Natur zu unterscheiden ist möglich, die Kunst vom Künstlichen zu trennen ist oft unmöglich. Ein Disput hierüber würde bedeuten, sich um des Kaisers Bart zu streiten. Bei der Frage nach Kunst oder künstlich sollten wir nicht auf dem reinen Kunstwerk beharren und Kunst getrost in vielem vermuten.

Der Anfang der Kunst

Was mag in den Menschen vorgegangen sein, als es noch keine Kunst gab, sondern nur Natur? Wir sehnen uns ja immer wieder zurück zur Natur und sind davon überzeugt, in ihr eine bessere Lehrmeisterin zu finden als in der Kunst. Die Natur wird gepriesen und gilt als rein, während der Kunst vielfach mißtraut wird. Natur ist das Wahre schlechthin, sie hat keine Fehler, und deshalb möchten wir sie zum Vorbild und nach ihren Gesetzen leben. Unberührte Natur ist aber selten geworden, wir müssen schon weite Reisen unternehmen, um in Gebiete zu kommen, die sich noch im Urzustand befinden. Das Künstliche trifft man hingegen überall. Versuchen wir deshalb, einmal zurückzugehen zu den Anfängen der Kunst. Was Kunst ist, könnte dadurch verständlicher werden, und Gedanken darüber, wie sie entstand, können uns helfen unsere Situation zu verstehen. Denn vor fünfzehntausend Jahren gab es das Künstliche noch nicht, der Mensch lebte noch in den Verhältnissen, die wir wiederzufinden wünschen. Es war genau umgekehrt, die Kunst gab es gar nicht, und Natur war allgegenwärtig.

Der Mensch der Urzeit war der Natur ausgeliefert, und er hatte andere Sorgen, als sich über das Wesen von Kunst Gedanken zu machen. Man sollte meinen, ein täglich den Gefahren der Wildnis ins Auge Blickender käme nie auf den Gedanken, Kunst zu produzieren, und doch haben wir gerade aus dieser so weit zurückliegenden Zeit Zeugnisse, die reine Kunstwerke sind. Die Malereien des Cro-Magnon sind aus dem Stegreif geschaffene Meisterwerke. Wie es möglich war, Kunstwerke von diesem Rang aus der unmittelbaren Anschauung der Natur zu schaffen, wird für immer dunkel bleiben; die Kunst tritt ohne Übergang in die Welt.

Die ältesten uns bekannten Bilder wurden von Jägern gemalt. Die großen wilden Tiere sind fast ihr einziges Sujet. Mit traumhaft sicherer Linie gezogen, entstanden die Wisente und Stiere. Sie schieben sich über die Decken und Wände von Lascaux. Gut erkennbar laufende Przewalski-Pferde, Rentiere und Hirschrudel – letztere fliehend gemalt und im Stil so real und zupackend wie eine japanische Tusche. Einmal sind Hirsche sogar schwimmend gezeichnet. Manches ist überlagert und durchzogen von magischen Strichen und unerklärlichen Zeichen.

Das Nashorn existierte damals noch in Europa, es ist aber trotz seiner Größe wie eine kleine Skizze ausgefallen. Auch die Mammuts sind klein gemalt, nicht so groß wie die Auerochsen: Mit Ocker und Umbra in allen Tönungen, vornehmlich aber mit Englischrot, wurden die Körper der Tiere ausgemalt. Dreidimensionale Wirkung wurde erreicht, indem auf natürlich gegebene Wölbungen in der Decke die Rümpfe der Wisente plaziert wurden. Kein Detail ist vergessen worden: vier Läufe, die beiden äußeren jeweils vor die inneren gesetzt, Hörner, Nüstern, Hufe. Die Beine sind zu schwach für die überschweren Körper, sie können die Last der Körper nicht tragen. Auf die überdimensionierten Brustkörbe, die Nacken und Lenden, die fleisch- und lebenspendend sind, ist der Maler der ausgehenden Eiszeit fixiert. Er war dem wechselnden Glück der Jagd ausgeliefert, und sein ganzes Trachten war auf Wisent und Ur, Pferd, Ren und Hirsch gerichtet. Selten genug gelang es ihm, eines zu erlegen, doch sann er diesen Tieren nach.

Der prähistorische Mensch kennt sich selbst längst nicht so gut, wie er die Tiere kennt, er malt sich nur klein und beiläufig, so als hätte er keine große Meinung von sich, und ist weit davon entfernt, die Spezies Mensch als das zentrale Wesen aller Arten zu sehen. Er stellt sich im Gegensatz zu den schwungvoll gemalten Tieren zweidimensional und mit gerade gezogenen Linien dar. In der Höhle von Lascaux sieht man einen solchen Strichmann fallen, offenbar wird er gerade von einem Stier angegriffen. Der Mann hat einen Vogelkopf und wirkt starr wie ein Stock. Abstrakt sieht sich der Mensch am Anfang der Kunst, und abstrakt sieht er sich in der Moderne. Aber es wäre zu früh, daraus zu folgern, die Maler des Cro-Magnon hätten abstrahiert wie zum Beispiel die Maler des analytischen Kubismus. Eine Welt liegt dazwischen.

Das große Ereignis der frühen Malerei muß das Bannen von Realität gewesen sein, das Einfangen von Natur. Es muß das Festhalten der laufenden Tiere gewesen sein: mitten in ihrer Bewegung erstarrt, konnten sie nun an der Decke betrachtet werden. Zwar wurden magische Zeichen über sie und um sie gezogen; aber solche Symbole und Zeichen sind noch keine abstrakte Malerei, wie wir sie vom Kubismus kennen. Und doch mag hier im Gegensatz etwas Gemeinsames liegen: Beide, der Maler der Eiszeit und der Maler der Moderne, treffen sich womöglich darin, daß der eine noch keine Vorstellung von sich hatte und deshalb das Bild von sich abstrahierte, der andere aber die Vorstellung von sich verloren hat. Der eine sieht sich abstrakt, weil er sich in seiner Verlorenheit nicht begreift, der andere, weil er der vielen Bilder von sich überdrüssig wurde. Der eine weiß noch nichts und der andere nichts mehr von sich. Vielleicht, weil der frühe Mensch sowenig von seinem Aussehen wußte, beschränkte er sich darauf, nur die Silhouetten seiner Hände zu zeigen. Mit Rot umsprühte er deren Umriß, als ob er ahnte, daß er mit seinen Händen einmal die Welt verändern sollte.

Aus dem ohnmächtigen und chaotisch scheinenden Versuch, der Natur Kunst entgegenzusetzen, ist uns eine Kunstwelt entstanden. Ohne daß wir sagen könnten, was Kunst ist, ist sie heute für uns größer geworden als die Natur. Sie hat alle Bereiche unseres Lebens durchdrungen und ist zu unserem geistigen Lebensraum geworden. Sie ist das Haus, in dem wir wohnen, und die Welt, in der wir leben.

Die Welt im Kopf

Verwirrend viele Dinge umgeben uns bereits; es werden täglich mehr, und mit jedem Teil, das wir erfinden, wird die künstliche Welt größer. Längst sind wir die unbestrittenen Herren der Erde geworden, aber ihren Zusammenhang verstehen wir nicht; die Bedeutung des Ganzen hat sich nicht gezeigt. Wir sind zu wahren Meistern in Verbrauch und Zerstörung geworden. Wir haben uns die Erde gründlich untertan gemacht und sind jetzt gerade dabei, die einst so allgegenwärtige Natur auszumerzen; die Bäume sterben, die Flüsse und Meere verderben, und der Boden wird unfruchtbar. Es ist umgekehrt, die Natur ist nur noch geduldet; lautlos verschwindet sie, und Städte und Straßen treten an ihre Stelle. Das ist die Welt der Artefakte, an der auch die Kunst ihren Anteil hat. Die Kunst selbst aber hat uns eine Welt geschaffen, die es gar nicht gibt. In dieser oft unsichtbaren und immer imaginären Welt, die täglich größer wird, lebt der moderne Mensch am liebsten.

In Romanen und Biographien nehmen wir teil an fremden Schicksalen, oft so, als ob wir sie selbst erleben würden. Wenn ein spannender Film im Fernsehen läuft, sind die Straßen wie leergefegt, denn die Leute sitzen zu Hause und sind für zwei Stunden in dieser Phantomwelt. Wir leben in den Bildern, Geschichten und Gefühlen, die wir aus dem Film, dem Fernsehen, aus Gemälden, Büchern, Zeitungen und aus der Musik beziehen. Ohne diese Scheinwelt will keiner mehr sein, und Völker, die unserer Zivilisation noch nicht teilhaftig sind, sehnen sich danach.

Es ist für uns unmöglich, einen Sachverhalt oder einen Gegenstand zu beurteilen, ohne daß eine vorgefaßte Meinung aus der Welt der Kunst mit hineinspielte. Denn wir haben im Kopf noch eine Welt gespeichert, welche aus der Erinnerung an Kunst besteht. Mit jedem gemalten Bild, mit jedem Buch und jeder Komposition wird nun diese nicht reale und doch so wirksame Welt erweitert, jedesmal wird ein Aspekt hinzugefügt; vorausgesetzt, man versteht das Werk. Ohne ein Publikum ist das Kunstwerk wie nicht vorhanden, denn erst mit dem Verstehen, mit dem Gefallen-Finden, wird das Kunstwerk aufgenommen in die Gehirne und ist erst jetzt ein Teil dieser imaginären Welt. Ein Kunstwerk kann die Summe aller Weisheiten bergen, es bleibt aber unwirksam, solange es noch nicht von wenigstens einigen Menschen verstanden wird. Für einen Künstler heißt also zu sein, verstanden zu werden.

Wir schauen heute zurück in die fernsten Kulturen. Wir können die Hieroglyphen und die Keilschriften der Phönizier lesen. Wir besuchen das Grab des Tut-anch-amun und klettern auf die Pyramide von Uxmal. Wir entdecken mit Flugzeugen und Ultrarotkameras immer neue versunkene Stätten, und unsere Museen sind voller Kunstwerke und Kultgegenstände. Eine regelrechte Hektik hat eingesetzt bei der Suche nach Kunstwerken, und Geld spielt keine Rolle mehr. Sofort nach dem Zuschlag gaben sich drei Herren lachend die Hand, und für rund vierzig Millionen ist ein Buch ersteigert worden; kaum einer kann sich die Summe überhaupt vorstellen. Ein Museum in Los Angeles hat einen jährlichen Etat von dreißig Millionen Dollar. Dieses Paul-Getty-Museum kaufte mit einem Schlag achtzehntausend Fotos und hat damit die größte Sammlung von Fotografien überhaupt. Es sind bestimmt meisterhafte Fotos, doch ist fraglich, ob je einer sie sich alle ansehen wird. Die Masse an Kunst, die wir aus den Jahrtausenden angesammelt haben, ist unübersehbar, keiner wäre imstande, sich nur annähernd alle Originale der Vergangenheit anzusehen, ja, noch nicht einmal die Werke unserer Gegenwart.

Den Überblick über die Kunst holen wir uns deshalb aus Büchern. Das reproduzierte Gemälde hat zwar nicht die haptische Kraft des Originals, aber wir haben gelernt, einen Druck in der richtigen Weise zu sehen. Erst durch die Reproduktion wird ein »imaginäres Museum«, wie es André Malraux beschrieb, möglich. Das Beschreiben von Kunst ist seitdem überflüssig, statt dessen tritt die Interpretation in den Vordergrund. Alle Kunstwerke sind nunmehr direkt miteinander zu vergleichen. Ob groß oder klein, in der Reproduktion schrumpfen sie allesamt auf ein gleiches Maß und werden auch mit der gleichen Elle gemessen. Ein fünf mal zehn Meter großes informelles Bild von Karel Appel, pastos mit Farbe beschüttet, oder eine mit feinem Pinsel gemalte Miniatur der Brüder von Limburg, sie alle werden gleich groß. Während dabei die Abbildungen aus dem Stundenbuch des Duc de Berry in ihren Ausmaßen unverändert bleiben, reduziert sich das Bild von Appel im Verhältnis zu seiner Größe auf mikroskopische Maße. So verkleinert, ist Kunst für alle zugänglich geworden.

Mit dem Beginn der »technischen Reproduzierbarkeit« des Kunstwerks hat sich Stück für Stück eine Wandlung vollzogen, die das Kunstwerk zum Ideenträger reduziert hat. Reproduziert kann auch ein schlechtgemaltes Bild Furore machen. Manches Bild enttäuscht uns, wenn wir es im Original sehen, es fehlt die »Malerei«. Die Kunst ist jetzt in einem Philatelieladen untergebracht, und die Marken mit den Abbildungen der Kunstwerke gehen von Hand zu Hand. Das ist keine Klage über den heruntergekommenen Kunstverstand, denn für das, was verloren wurde, kam Neues hinzu: Erst die Reproduktion machte die Frage nach dem in den Kunstwerken verborgenen Wesen so insistierend. Sie erst macht die Befragung nach dem »Geist der Kunst« aller Kulturen möglich. Alle Altarbilder und Denkmäler sind in der Reproduktion nur noch Kunstwerke und werden allein nach ihrem Kunstgehalt befragt. Das ist die Elle, mit der sie heute gemessen werden. Nur die Reproduktionen können uns diesen Überblick geben, wie sich in den Tausenden von Jahren die Welt angefüllt hat mit Kunst.

Wir haben die alten Kulturen wieder ausgegraben und können somit zurückblicken bis zu den Sumerern und noch weiter in die Eiszeit und wieder weiter bis zu der Grenze, wo der Mensch noch kein Mensch, sondern jenes Missing link war: ein Affenmensch. Alte versteinerte Schädelstücke, die mehr als eine Million Jahre alt sein sollen, wurden bei Kapstadt gefunden. Umstritten ist noch vieles, und manch ein aus Feuerstein geschlagener Faustkeil ähnelt mehr einem launigen Spiel der Natur als einem Artefakt. Wissenschaftlich Bewiesenes rückt ab und an in die Nähe einer eher subjektiven Behauptung, und als Mutung und Vermutung entpuppt sich Gesichertes, wenn eine neue Erkenntnis das Ganze wieder über den Haufen wirft. Die neue These nimmt dann ihrerseits jene wissenschaftliche Stelle ein. Doch sicher ist, daß der

Mensch unendlich langsam in sein Dasein hineinglitt. So wie ein früher Faustkeil sich kaum von einem Stein unterscheidet, so unscheinbar und in zunächst kaum wahrnehmbaren Schritten setzt sich der Mensch von den Tieren ab.

Wir überschauen das alles mehr als je zuvor. Wir überblicken die gesamte Kultur und dazu noch unseren eigenen Werdegang. Wir sehen in Lascaux den Beginn der Malerei, dann die Malerei der alten Kulturen, von China bis Ägypten, die Altäre des Mittelalters und die Malerei des Abendlandes, die Steinkolosse der Osterinsel und die Fischbeinschnitzereien der Eskimos. Wir sehen – wie durch ein umgekehrtes Fernrohr – weit in der Vergangenheit die Anfänge der Kunst. So wie die Astronomen im gekrümmten Raum den Widerschein des eigenen Sternensystems vermuten, und darin, verloren in Zeit und Raum, den winzigen blauen Planeten Erde, so suchen wir in der Geschichte der Kunst das Wesen der Kunst. Doch die Kunst des Anfangs zeigte dieses erwartete magische Zeichen nicht. Mächtige Tiere, Hände und Zeichen, aber das Urmuster der Kunst gaben die Höhlen nicht frei.

Die Welt, in der wir leben, ist vielschichtig, und das meiste, was wir sehen, ist nicht so geartet, wie es den Anschein hat. Ab und zu gibt man dem Künstler den gutgemeinten Rat, sich doch wieder ganz an der Natur zu orientieren. Das ist schon deshalb unmöglich, weil unsere Anschauung der Natur von Prägungen der Kunst durchsetzt und überlagert ist. Alle Versuche zu einer neuen Anschauung der Natur in der Kunst können nur über die Kunst kommen. Unser Kopf ist voll von den Informationen, die wir empfangen. Wir haben eine Welt im Kopf.

Die Impressionisten zogen hinaus nach Argenteuil und malten die Seine im flimmernden Mittagslicht. Auch das war keine unmittelbare Anschauung, es hatte nur den Anschein nach hundert Jahren Muff im Atelier. Bonnard aber, der aus dem Gedächtnis malende Impressionist – der Postimpressionist –, zog wieder zurück ins Atelier und malte Landschaft aus dem Kopf. Er verschönert die sommerliche Malerei des Impressionismus und steigert das Blau des Meeres zur schmerzlich-schönen Schwere. Er ist der Manierist unter den Impressionisten geworden. Die moderne Malerei hat sich von der Anschauung zurückgezogen und entwirft ihre Bilder wieder aus dem Kopf. Die weit ausholende Malerei der Impressionisten und die ekstatische der Expressionisten ist Mitte der zwanziger Jahre nicht mehr so aktuell. Paul Klee spricht in seinem Tagebuch von einem ganzen See der Fantasie, der sich in seine Bilder ergießen könnte, und Kandinsky bedauert die Kürze des Lebens, weil er noch so viele Bilder zu malen hätte. Selbst Giacometti versucht seine Portraits aus dem Gedächtnis weiterzumalen und schildert eindringlich die damit verbundenen Schwierigkeiten. »Ich habe an ihrem Gesicht aus dem Gedächtnis bis heute früh weitergemalt, aber je länger ich daran male, desto mehr finde ich, daß meine Arbeit bis jetzt vollkommen unnütz gewesen ist. Ich habe nicht aufhören können und zum Trotz weitergemacht bis um acht Uhr früh. Dann habe ich mich schlafen gelegt, aber im Traum ist die Arbeit weitergegangen, und alles war so wie gestern in Wirklichkeit, so daß ich Traum und Wirklichkeit nicht habe unterscheiden können. Ich malte und malte, ohne ihr Gesicht so auf die Leinwand zu bekommen, wie ich es sah. Es verfolgte mich, die Unmöglichkeit würgte mich, ich konnte nicht mehr atmen. Da habe ich alles ausgewischt. Beim Erwachen fühlte ich mich erleichtert, aber noch immer ist meine Kehle wie zugeschnürt. Ich habe noch nichts begriffen und bin selbst erstaunt, daß ich den Mut habe, heute weiterzumachen.«

Die moderne Malerei schöpft bis heute im großen und ganzen ihre Bildthemen aus der Fantasie. Ob die Farbe, wie im Tachismus, auf das Bild geschleudert wurde oder ob, wie in der Pop-art, das Comic-Heft Vorbild ist, Natur selbst ist nicht dabei. Die Welt der Kunst entspringt dem Kopf.

Die Welt der Kunst

Mit vielen Augen sehen wir heute die Kunst. Später als die Museen entstand die Kunstgeschichte. Vieles, was vorher Legende war, konnte nun bewiesen oder ad absurdum geführt werden. Die Kunst zu einer Wissenschaft zu machen, diesen flüchtigen Vogel einzufangen, konnte allerdings nicht gelingen. Die Kunst ist in den letzten hundert Jahren etwas für Spezialisten geworden. Sie ist nicht mehr eingespannt für Religion und Magie, sondern arbeitet für sich. Mag eine Ausstellung noch so viele Besucher verzeichnen, sie kommen alle, um Kunst zu sehen; das Thema der Bilder ist die Kunst selbst geworden.

Breit gefächert ist dagegen der Film. Er hat die erzählenden und theatralischen Themen übernommen. In ihm treten die Stars auf, die Helden der Gegenwart. Während die bildende Kunst wie gefesselt mit sich selbst beschäftigt bleibt, ist der Film noch frei, und kein Thema ist für ihn unmöglich. Der Film kennt keine Tabus. Der Film ist ein Spiel und übernimmt immer wieder die von der Malerei entwickelten Posen und Kompositionen. Er kann dabei von nervender Trivialität und umwerfender Naivität sein. Aber in dieser Unbefangenheit geht er Themen an, die die Malerei so nicht zu zeigen vermag. Er entwirft ein Bild in die Zukunft, er kann sogar den aus der Kunst geborenen »Kunstmenschen« erschaffen. Dieser hat dann wiederum dieselben Sehnsüchte wie der Meister: er sucht sich selbst. Eine Verkörperung der Kunst hat damit stattgefunden. Auch in der Realität könnte ein Roboter noch einmal die Tragik des Menschen erleben. Aus dem schematisch gemalten »Strichmann« der Höhle von Lascaux ist ein wirkliches Wesen geworden: ein Kunstwesen. 1957 schrieb Phillip van Dick das Buch

»Träumen Roboter von elektrischen Schafen?«, das von Ridley Scott unter dem Titel »The Blade Runner« verfilmt wurde. 1977 drehte Rainer Werner Fassbinder »Welt am Draht«. Beide Filme stellen auf ihre Weise, wie die Kunst, die Frage nach der Wirklichkeit der Geschöpfe.

Im »Blade Runner« gibt es wirkliche und künstliche Menschen, letztere unterscheiden sich äußerlich nicht von den wirklichen, nur ihre Existenz ist kürzer, und deshalb streben sie nach einem längeren Leben. In »Welt am Draht« versuchen menschliche Phantome eines Computers, die sich ihrer Scheinhaftigkeit, ihres Nichts bewußt geworden sind, in die Realität der Menschenwelt aufzusteigen. In beiden Fällen nimmt die Identität der »Roboter« mit zunehmendem Wissen über sich selbst ab, und es kommt zu einer Identitätskrise. Die Figuren wollen aus ihrer künstlichen Welt heraus und real werden. Doch gleichzeitig müssen sie erleben, daß auch die Menschen, ihre Schöpfer, ihnen diese Realität, das wirkliche Leben, nicht geben können. Sie können ihnen nicht helfen und verfallen ihrerseits in Apathie. Es ist der Mythos der Götterdämmerung, der hier wieder aufersteht. Filme zeigen, wie Gemälde, die Welt in dieser Mischung aus Beobachtung und Vorstellung: Die Hälfte der Abbildung ist Natur, die andere Hälfte Fantasie. Die Kunst des Films ist, wie die Malerei, ein Sinnbild.

Von Anfang an, schon in den steinzeitlichen Höhlen, war Kunst ein Sinnbild, war Allegorie.

Durch Bilder versuchte der erste Maler diese zweite Welt zu schaffen, mit der er die Natur und sich zu deuten hoffte. Doch wurde dadurch nichts klarer, sondern alles nur komplizierter. Dieser Prozeß dauert an.

Ein Fluchtweg wird gefunden oder Stillstand im Aufstieg

Beginn der Modernen Malerei

Die Moderne Malerei entsteht in einer geistigen Notlage. Die Konsequenz, mit der sie auf die Situation antwortete, glich dem Zerschlagen des Gordischen Knotens. Doch erst fünfzig Jahre nach Manet, also etwa um 1930, sollte diese Malerei sich selbst gefunden haben.

Man hatte sich zum Ausgang des 19. Jahrhunderts festgefahren in Realismus und Historismus. Die große abendländische Malerei schien nicht mehr regenerationsfähig. Riesige Schlachtenbilder, auf denen der eben erst erwachte Nationalismus seine Triumphe feierte, wechselten ab mit sentimentalen Liebesszenen, für die die Götter und Göttinnen der griechischen und germanischen Sagen die Vorlagen lieferten. Verhärteter, biederer Geschmack und eingefahrener Akademismus ergänzten sich gegenseitig. Die Malerei war zu einem Illustrationsunternehmen geworden. Man bemerkte es nicht einmal, daß man mit der Kunst der Vergangenheit nichts mehr gemein hatte. Die Malerei Venedigs, der Niederlande und Spaniens lag wie in weiter Ferne. Aber auch mit Poussin, dem Vater des Akademismus, hatte die Malerei in der Mitte des 19. Jahrhunderts fast nichts mehr gemeinsam. Für viele Maler war das eine unerträgliche Situation, und doch sah es so aus, als ob sich daran nichts mehr ändern würde.

Die moderne Malerei setzt sich dann gegen die Akademie und gegen den Geschmack der Gesellschaft durch. Ihre Maler nahmen lieber Verfemung in Kauf, als sich nach der Decke zu strecken. In den Jahren der Kämpfe konnten sie von ihrer Malerei kaum leben, und selbst als langsam der Durchbruch kam, blieben ihnen die Museen noch lange verschlossen.

Die Moderne wurde nicht mit einem Schlag bekannt, sie eroberte sich vielmehr jeden Anhänger einzeln. Es war für einen Betrachter um 1880 nicht leicht, einen Renoir zu verstehen. Uns mag das gerade bei diesem Maler unverständlich scheinen, empfinden wir Renoir doch eher als lieblich und leicht zugänglich, zu leicht. Dem damaligen Betrachter aber war die Malerei des Impressionismus zu aufgewühlt und bunt. Es fehlte ihm auch ein geschichtliches oder mythologisches Bildthema, wie er es gewohnt war. Was er in den Bildern eines Manet, Monet, Renoir oder Pissarro vor sich sah, war eine Art von Kunst, die der Tradition eine gründliche Absage erteilt hatte; eine Ölskizze von einem blühenden Garten wurde plötzlich zum Bild erklärt.

Für die Mehrheit der Bürger war diese Kunst eine

Zumutung. Solche Art des Sehens und Wiedersehens stand auch im Gegensatz zu ihrem am Realen und Pekuniären ausgerichteten Leben. Denn was die Neuerer boten, war die Kunst der Bohemiens; nach Meinung der Bürger ein Affront für jeden rechtschaffenen Mann. Es war die Kunst von Außenseitern der Gesellschaft, die man zum Glück nicht ganz ernst nehmen mußte – ein paar Leute, die in den Tag hinein lebten und den lieben Gott einen guten Mann sein ließen. Man wartete am besten, bis der ganze Spuk vorbei war.

Noch heute haben viele Menschen eine ähnliche Meinung von der Moderne. Zwar gilt die Entrüstung mittlerweile der Malerei aus der Zeit nach 1910, den Abstrakten, dem Expressionismus oder Tachismus. Doch der Grund ist der gleiche: der tiefe Gegensatz zwischen der mühevollen Realität des Lebens und der Ignoranz und Versponnenheit der Kunst; die Kunst ist lebensfern. Die Impressionisten bekommen von dieser Entrüstung nichts mehr ab. Sie werden schon seit langem allgemein geliebt. Ihre Gemälde verkörpern in unserer Zeit den Inbegriff eines schönen Bildes. Die Zeiten ändern sich eben; 1868, als Manet seine Olympia ausstellte, schlugen die Wellen der Entrüstung noch hoch.

Salut für Manet

1883, vor ziemlich genau einhundert Jahren, ist Manet gestorben. Aus diesem Grunde veranstaltete man in Paris im Grand Palais eine Ausstellung. Man zeigte fast alle seine wichtigen Bilder; ein Glücksfall, daß das zustande kam. Künstler, Kritiker und Bürger waren übereinstimmend begeistert. Man war wie berauscht von der Brillanz dieses ersten großen Modernen.

Ganz selbstverständlich ist das nicht, denn da ist zunächst einmal bei Manet das reine Schwarz der Hintergrunde, welches direkt saugende Wirkung hat und den Bildern oft etwas Düster-Lastendes gibt; vor allem manche Portraitierte sind förmlich in Nacht getaucht. Überhaupt haben die Bilder der Frühzeit eine Schwere im Farbauftrag. Nicht jedermanns Sache ist auch seine kühle bis kalte Farbigkeit und sein Mut zu Dissonanzen. Manet erfindet für jeden auf dem Bild vorkommenden Gegenstand eine eigene Malformel, ob für einen Blumenstrauß oder eine Flasche, aber genauso für eine Hand oder ein Gesicht: es wird jeweils eine andere Formel erprobt. Auf seinen Bildern kann man noch den Malweg des Pinsels verfolgen – die Knicke und das Zurückschlagen –, bis dann diese kalligraphischen Gebilde entstehen; daß das gelöst und selbstverständlich aussah, daran muß ihm viel gelegen haben. So leicht und duftig dies später wird, zum Beispiel der Blumenstrauß bei der Olympia, so schwerfällig kann es am Anfang sein. Nein, Manet war kein Naturtalent wie Menzel oder Toulouse-Lautrec.

Hinzu kommt, daß sich die gemalten Dinge bei ihm vereinzeln und somit Brüche in der Bildeinheit entstehen. Ein offener Duktus war zwar auch nicht so neu: Manet ging nur einen Schritt weiter als Frans Hals, den er ja dafür zum Vorbild nahm, aber bei ihm ist ein Gegenstand in erster Linie nur Vorwand für Malerei, während er bei Hals ein locker gemalter Gegenstand bleibt. Mit diesem kleinen Unterschied in der Auffassung war der Weg zur Abstraktion offen.

Wir gebrauchen das Wort »abstrakt« in der Malerei nur auf die Form bezogen und denken dabei nicht daran, daß es diesen Terminus »abstrakte Kunst« ja noch gar nicht gab. Abstraktion, also Beschneiden: Manet beschneidet das Sujet seiner Bilder auf reine gemalte Wirklichkeit. Diese Abstraktion, die wir heute kaum noch wahrnehmen, war für seine Zeit die Herausforderung. Seine Bilder haben keine Bedeutung mehr. Für die Dargestellten gibt es nichts mehr zu tun, sie kämpfen nicht und sprechen nicht, sie sind nur da, von jeder Handlung erlöst. So im Stillstand hat er sie gemalt, nur mit der einen Rücksicht, daß Malerei daraus würde.

Manet ist der erste Maler, der ganz ohne Transzendenz auskommt und dem die Umgebung, so wie sie ist, vollkommen genügt. Aber was für ein geschmeidiger und klarer Geist strahlt aus diesen Bildern, aus diesen jeweils zu einem Bild gewordenen

Augenblicken: eine Frau und ein Mädchen vor einem Parkgitter; ein Mann und eine Frau in einer Gesprächspause in einem Wintergarten; ein Mann und eine Frau in einem Segelboot –, es sind immer diese »Momentaufnahmen«, die zu seinen besten Bildern geworden sind, scheinbar absichtslos gemacht wie ein japanischer Garten.

Stillstand der Moderne

Weil diese Bilder so geglückt sind, kann man heute sagen: Er verlor ein Paradies, denn seine geliebten Spanier, vor allem Goya und Velázquez, waren auf diesem Weg keine Orientierung mehr; aber er fand ein neues. Den meisten seiner Zeitgenossen war dies nahezu skandalös, denn es provozierte ihren bürgerlichen Hang zum Übertünchen. Man wollte eigentlich nur die Form gewahrt wissen und unter dem Deckmantel der Antike, der Sagen und Mythen, konnte man so ziemlich alles malen. Ringsum war schon das Maschinenzeitalter, und die religiös orientierte Welt gab es längst nicht mehr, doch die offizielle Malerei hatte sich auf ein Theaterdasein eingerichtet, mit Pathos und großer Geste.

Hier fügte sich Manet bewußt nicht ein, und er konnte es auch nicht. Dazu muß man wissen, daß Handlung und Geste in einem Bild nicht wertfrei sind; wenn sie eingesetzt werden, übernehmen sie sofort die Bildaussage. Versuchen Sie es spielerisch einmal selbst und denken Sie sich eine Verrichtung oder Geste für Manets Figuren aus – Sie werden feststellen, es geht einfach nicht. Seine Kunst war nur machbar in der vollkommenen Trennung von jedem literarischen Aspekt.

Die Geschichte des Malers Manet ist in weiten Teilen die Geschichte der modernen Malerei. Doch der Aufstieg der modernen Kunst zur Weltgeltung dauerte noch weitere Jahrzehnte, und Manet hat ihn nicht mehr erlebt.

Heute, einhundert Jahre später, ist die Moderne zum Stillstand gekommen; hier und da ist man sogar wieder auf dem Rückzug in die wohlgepolsterte Welt von damals. Die Situation ist schizophren. Der Ruhm und die Wertschätzung der französischen Impressionisten wächst immer weiter, ein großes Bild von Manet würde zur Zeit auf einer Versteigerung seine zehn Millionen Mark bringen; doch die Gegenspieler Manets, die Essig- und Ölmaler, sind mit ihren Pseudogöttern – Nymphen und Helden – auch wieder da.

Sichtbar wurde dieser Trend für das deutsche Publikum zum ersten Mal 1968 anläßlich der Ausstellung »Salon Imaginaire« in Berlin, wo man noch einmal die Bildvorstellung des 19. Jahrhunderts Revue passieren lassen wollte und die, zum Staunen der Veranstalter, zum Triumph eben dieser Salonmalerei wurde. Es war ein Erfolg, wie man ihn sich nicht gedacht hatte.

Jetzt hängen sie mittlerweile alle wieder an den Ehrenwänden der Museen, die eben noch Muster des Greulichen waren – die Makarts, Kaulbachs, Pilotis, Stucks. 1960 noch hätte jeder eine Auferstehung dieser Malerei für undenkbar gehalten.

Und das ist auch mit der von der Moderne entwickelten und inzwischen fest in unserem Bewußtsein verankerten Vorstellung von Kunst unvereinbar. Auch hier paßt das Wort von Harry Graf Kessler, wonach es keine gute und schlechte Kunst gibt, sondern nur Kunst oder keine Kunst. Auf einen Nenner gebracht: Es können nicht beide Prinzipien Kunst sein.

Und auch das mußte kommen: Etliche Maler malen seit einiger Zeit schon wieder in der alten Manier, bei vielen könnte man tatsächlich meinen, sie seien bei Anton von Werner in die Lehre gegangen. All die bewährten Theaterpositionen sind wieder da, und die plüschige Welt von damals ist wiedergeboren, eindeutig bestimmen Gesten das Bild. Man weiß endlich wieder schon beim ersten Hinsehen, was gemeint ist. Das erinnert an die Hollywoodfilme der fünfziger Jahre, in denen es auch alle diese Szenen und Gesten gibt, hohl und überholt. Wer hätte je gedacht, daß die Malerei von damals fast so wiederkehrt, wie sie verschwand?

Wir können zur Zeit kaum erkennen, in welchem Umfang die moderne Kunst, die nach Manet beginnt, eine Veränderung des Weltbildes bewirkt hat oder noch bewirken wird. Sogar möglich, daß sie eine ähnliche Evolution hervorruft oder schon hervorgerufen hat, wie es die Dynamisierung der Kunst durch die Griechen in der Antike getan hat. Vergleichbar sind beide Phänomene schon, nur ist die Frage, ob man die Idee der Moderne, dieses Spiel mit mindestens immer einer Unbekannten, diese realistische, nihilistische Idee aufrechterhalten kann oder ob sie wieder in Vergessenheit gerät. Es scheint jetzt, als ob sich ihre wichtigsten Gesetze mehr und mehr verwässern. Bezeichnenderweise wird der Widerspruch, zum Beispiel Manet – Meissonier, gar nicht mehr registriert, nicht mehr gesehen. Mutet die moderne Kunst dem Beschauer zuviel zu? Ist sie für die Masse zu schwierig?

Einmal ausgeklammert die allerletzten Verrücktheiten, die man nicht zu ernst nehmen sollte, können wir schon erkennen, daß die Malerei nicht aus sich selbst existieren kann, sie braucht Anstöße von außen. Sie kann auf neue Weise Gefühle ausdrücken, wie es zum Beispiel der Expressionismus getan hat, aber sie kann auf Dauer keinen Sinn aus sich selbst entwickeln. Eine Hinwendung wieder zum Dargestellten war unvermeidlich geworden, doch gab es als Alternative nur diesen fatalen Rückgriff?

Das Unerklärliche kann nur so erklärt werden, daß wir auf dem langen, strengen Weg, den die Moderne nahm, die Orientierung verloren haben. Ich denke, irgendwann in den sechziger Jahren ist das endgültig passiert, als alles Kunst wurde. In dieser totalen Freiheit neigten sich viele Gefühle dann doch lieber wieder dem Sentimentalen zu. Spekulativ könnte man sogar schließen, daß es keinen

Die von silbrig bis perlmutt geschichteten Flächen zwischen den schwarzen Balken ...

Piet Mondrian
»Komposition mit Rot, Gelb und Blau«
1928
45,2 × 45 cm
Wilhelm-Hack-Museum, Ludwigshafen

... sind noch genauso atmosphärisch wie Vermeers Wände auf einem Interieur mit einer Dame.

Vermeer van Delft
»Die Dame mit dem Perlenhalsband«
ca. 1665
55 × 45 cm
Berlin-Dahlem, Gemäldegalerie

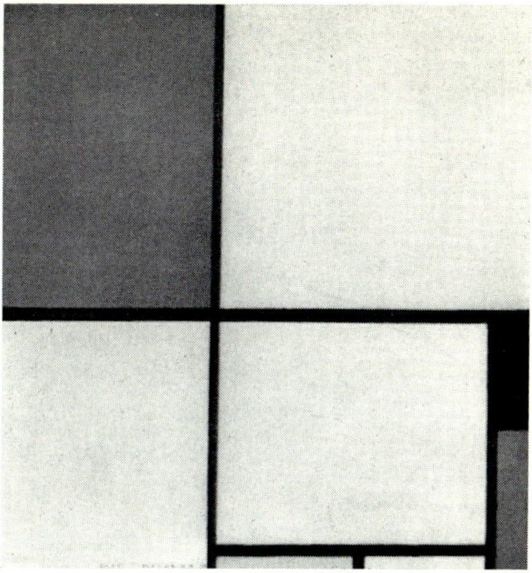

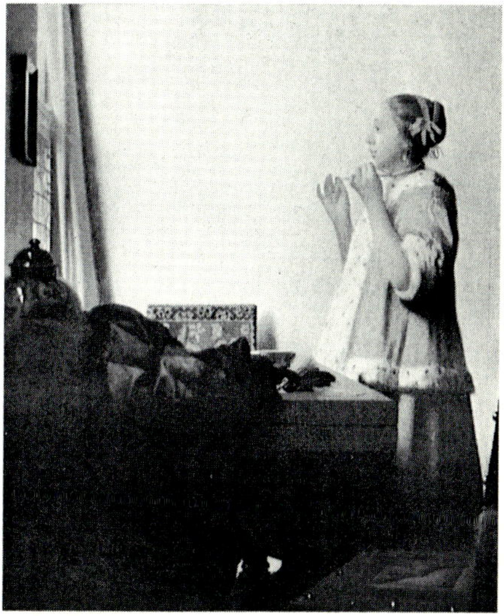

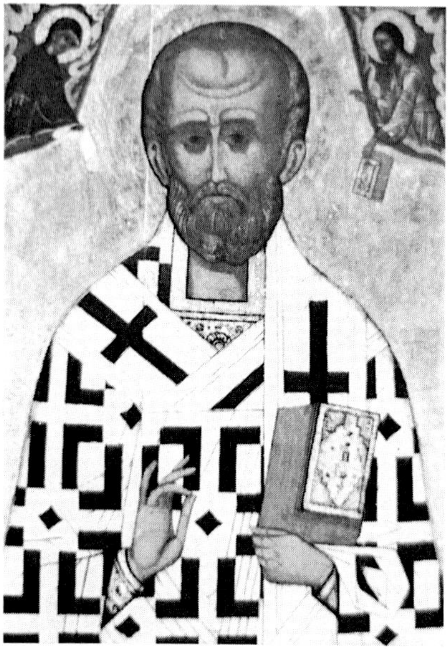

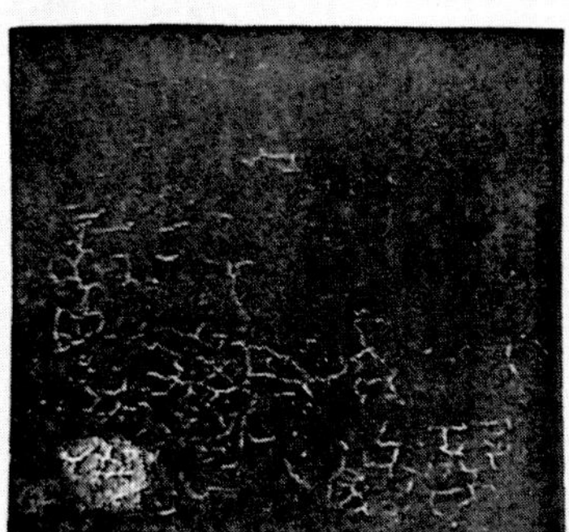

Eine Idee, die, bei aller bestürzenden Neuheit, zurückführen sollte in die alten Geleise der Ikone:

»S. Nikolaus«
Russisch (Schule von Nowgorod)
Stockholm, Nationalmuseum

Der Schock, den wir bei »Schwarzes Quadrat auf weißem Grund« empfinden, geht nicht mehr vom Bild aus, sondern von der Behauptung, daß dies ein Bild sei.

Malewitsch
»Schwarzes Quadrat«
ca. 1915
Verbleib unbekannt

irgendwie verbindlichen Konsens über Kunst geben wird, solange diese beiden Gegensätze in einem Topf sind.

Manet blieb immer er selbst. Trotz der vielen Anfechtungen hat er unbeirrt seinen Weg verfolgt. Er wußte, daß es keinen Weg zurück gab. Sein letztes Bild vollendete er 1883: Die »Bar in den Folies-Bergère« zeigt noch einmal die Welt der Lokale und der Spiegel, die er so liebte. Das Mädchen schaut den Maler gar nicht mehr richtig an. Ihr Blick ist vom langen Modellstehen erstarrt. Vor ihr Flaschen, eine Schale mit Orangen und zwei Rosen in einem Glas – nichts deutet auf den nahen Tod des Malers.

Mit dem Beginn der Moderne war ein neues Verständnis von Kunst aufgetreten. Dichter und Schriftsteller wie Baudelaire, Zola, Huysmans traten für sie ein. Eine Kunst war geboren, die ihre Stärke in sich selber, in der Malerei sah. Damit war der Kunst eine Existenzmöglichkeit gegeben, die auch andere Formulierungen zuließ. Die Impressionisten hätten sich niemals träumen lassen, daß aus dem, was sie in Gang gesetzt hatten, einmal der Kubismus entstehen könnte. Und doch war hier eine Bewegung entstanden, die vorerst einmal bis Cézanne führen sollte und dann weiter in die Abstraktion.

Die Kunst, die sich selbst suchte

Ein Baum vergeht, eine Wolke löst sich auf, aber die Kunst ist unvergänglich. Die Kunst ist nicht greifbar wie ein Baum und nicht einmal so flüchtig sichtbar wie eine Wolke, denn die Kunst ist kein Ding. Die Kunst existiert nicht in der Wirklichkeit, sondern nur in unserem Kopf, und dort haben wir eine ziemlich nebulöse Vorstellung von ihr. Unser Gedächtnis hat ein Schema, ein Raster, mit dem es die Artefakte beurteilt und Kunst feststellt. Wir erklären dann ein Ding zur Kunst. Wir deuten darauf und sagen: »Das ist Kunst«. Das Objekt bleibt aber, was es war, es trägt jetzt nur einen großen Namen. Wenn ich von einer Rodin-Plastik sagen würde: »Das ist Bronze«, wäre diese Feststellung unumstößlicher als die, daß sie Kunst sei. Kunst ist das Phantom, dem wir mit jedem Kunstwerk nachjagen. Wir versuchen es damit einzufangen, aber es entschwindet genauso wieder, wie es uns sichtbar wird. Wir halten deshalb Kunst für unsterblich; aber ihr Tod ist, daß sie vergessen wird. So wie die Kunst der Antike in Vergessenheit geriet, als sich die Lebensumstände im römischen Staat veränderten, verschwindet einmal jede Kunst. Beim Aufstieg einer Kultur, wenn sich alles Folgende aus dem Vorherigen entwickelt und von Stufe zu Stufe als Fortschritt empfunden wird, spricht man der Kunst Ewigkeitswert zu, treten aber plötzlich Brüche auf, so glaubt man den ›Untergang des Abendlandes‹ nahe.

Es ist womöglich diese Angst vor dem Verlust, die es so schwermacht, sich den Abstieg seiner eigenen Kunst einzugestehen, hat man sich doch im eigenen Hause am behaglichsten eingerichtet. Besonders schwer fällt es aber der zeitgenössischen Moderne, sich selbst in Relation zu sehen. Über eine lange Zeit wurde kein Gedanke daran verschwendet, daß »Kunst sich nicht überholen kann«, sondern es wurde eine uneinlösbare Erwartungshaltung geweckt. Dieser unerschütterliche Glaube an die Moderne war in den fünfziger Jahren entstanden. Damals hatte man sich eine Bürde auferlegt, die man nicht wieder ablegen wollte. Aber keine Kunst ist unfehlbar, und das, was man für Kunst hält, kann vergehen, kann wechseln wie das Wetter.

Erschwerend für eine Analyse heutiger Kunst ist, daß sie immer etwas voraussetzt, was ich beim Betrachten wissen muß. So sehe ich zum Beispiel eine Plastik von Richard Serra ganz falsch, wenn ich nicht weiß, daß der Eisenwürfel von je zwei Metern in der Höhe, Breite und Tiefe massiv ist. Es ist also ein »weißer Zwerg« – ähnlich den kleinen weißen Sternen mit der hohen Dichte. Ein Ding von gewaltigem Gewicht – doch man sieht es nicht. Wäre der

Würfel innen hohl, so sähe ich das allerdings auch nicht. Ein Mann, der vorbeikommt und nichts von der Massivität der Plastik weiß, nimmt niemals an, daß man einen Würfel in diesen Maßen aus purem Eisen erstellt, er denkt natürlich, daß der Würfel hohl sei. Nur Eingeweihte wissen es genau. Ein »geheimes Kunstwerk« oder »unsichtbare Monumentalität« möchte man die Kunst des Würfels nennen und vermutet Beschwörung und Bann in seiner Nähe.

Ich werde mich also, um das »Funktionieren« eines Kunstwerkes zu beschreiben, auf den mittleren Bereich zurückziehen und einen ganz normalen imaginären Museumsbesuch vorschlagen. Dabei fällt einem immer wieder auf, wie wenig ein Bild bedeutet. Ein Saal nach dem anderen kann, ohne besondere Eindrücke zu hinterlassen, besucht werden. Die italienische Schule, die Flamen, die deutsche Malerei der Renaissance – fast nichts. Bis dann unvermutet doch ein Bild fasziniert. Es ist sonderbar und zunächst unerklärlich, warum gerade dieser blaue Himmel hinter der dunklen Kuhherde auf diesem Adriaen van de Velde mich so fesselt. Ist es, weil ich diese hellen, kobaltblauen Himmel schon immer geliebt habe und einen davon hier wiederfinde – oder ist es, weil darunter die schweren und sogar noch brünstigen Kühe seine lichte Klarheit erst so recht deutlich machen? Es ist eine Symbiose von leicht und schwer, hell und dunkel, klar und dumpf: keines wäre von Wirkung ohne das andere.

Sollten mich auch die Kühe anziehen? Ein Bild prägt sich ein, und ich beschließe, es mir später noch einmal anzusehen.

Ein jeder kann im Museum ähnliches und natürlich auch Größeres erleben. Aber vor diesem Bilde kann er nicht etwas ganz anderes erfahren, denn alle Informationen gehen vom Bilde selbst aus. Diese Informationen sind noch aus der Natur direkt übernommen – abgesehen. Auch hier ist schon ein Abstraktionsgrad vorhanden, doch die Malerei ist nicht abstrakt, nicht gegenstandslos. Erst in der modernen Kunst steht dieses Wort als Forderung im Mittelpunkt. Wenn es Nacht geworden ist, kann man den vergangenen Tag beschreiben, und am Ende der modernen Kunst wäre es Zeit, ein Resümee zu ziehen.

Das Genie Paul Cézanne

Überblicken wir die moderne Kunst von den Anfängen im Impressionismus über den Kubismus bis zu den letzten Aktionen und Konzeptionen, so unterscheidet sie grundlegend von allen anderen Epochen die Abstraktion. Alle moderne Kunst ist davon berührt. Die überzeugendste Abstraktion ist der von Cézanne abgeleitete und von Picasso und Braque vollzogene Analytische und Synthetische Kubismus. Ohne die Arbeit Cézannes wären der Kubismus und seine Folgen undenkbar gewesen.

Kunst ist nicht logisch, und die Malerei von

Cézanne ist es erst recht nicht. Der frühe Cézanne tat sich schwer. Es mutet uns unglaublich an, daß der Mann, der mit achtundzwanzig noch so ungelenke Bilder malt, zum wichtigsten Veränderer der modernen Malerei und damit wahrscheinlich der gesamten modernen Kunst werden sollte. Man sieht zwar den frühen Bildern eine bohrende Kraft an, sieht aber auch, daß er kaum Talent hatte. Wahrscheinlich war es gerade dieses Handikap, welches ihn zu einem so großen Maler machte, vergleichbar mit dem stotternden Griechen Demosthenes, der sich zusätzlich noch einen Stein in den Mund legte, um das Artikulieren zu üben, und der einer der glänzendsten Redner der Antike wurde. Vergleichbar ist auch der so schwer schreibende Flaubert, der jeden Satz auf Klang und Bau abklopfte und den modernen Roman begründete. Gemeinsam ist allen, Cézanne, Demosthenes und Flaubert, eine außergewöhnliche Konzentration auf das Medium und das Analysieren eines jeden Details.

Eine gewisse Sprödigkeit bleibt Cézanne bis zum Schluß. Talent, wie es in seinen Augen Monet und Renoir hatten und welches er sich selbst immer so wünschte, war ihm nicht gegeben. Cézannes Jugendfreund Zola, der sich für Manet so tapfer geschlagen hatte, konnte seine Malerei nicht verstehen. Cézanne veränderte die Malerei, indem er zeigte, welches Gerüst unter einem Bild liegt. Cézanne konnte sich nicht auf seine Fertigkeit verlassen, und so wählte er jede Farbe bewußt. Pinselzug neben Pinselzug setzt er ein Bild zusammen. Auf den Bildern Cézannes verschiebt sich dadurch die Realität der Wirklichkeit zu einer Realität des Bildes. Er arbeitete sehr langsam. Joachim Gasquet spricht in seinen Erinnerungen an Cézanne von zwanzig Minuten, die manchmal zwischen den einzelnen Pinselzügen vergingen. Das Bild entsteht gleichzeitig über der ganzen Fläche. Er bevorzugt beim Malen kein Detail, sondern setzt zunächst nur Akzente, und allmählich schieben sich die vorgearbeiteten Stellen zusammen zum fertigen Bild. Das Bild ist nicht nur Abbildung, sondern wichtiger ist jetzt das Farbgitter, welches vor dem Sujet liegt. Dieses Farbgitter, durch das die Wahrheit nicht mehr entschlüpfen kann, wie Cézanne sagte, wird die neue Wirklichkeit der Kunst. Dieser scheue Mann schuf so eine neue Kunst, in der Form und Farbe als eine selbständige Einheit vor dem Sujet liegen.

Betrachten wir nun ein Bild von ihm, so sind die starken Linien darauf und die modellierte Oberfläche unübersehbar. Das Bild ist im Vergleich zu dem eben beschriebenen van de Velde viel mehr »gemacht«, und die einzelnen Gegenstände sind abstrakte Versatzstücke geworden. Und doch ist die fast hedonistische Weise, ein Bild zu sehen, hier noch eher möglich, denn das Schönste an Cézannes Bildern ist dieser Schwebezustand zwischen real und abstrakt. Die Dinge haben ihren gewohnten Anschein verloren; wie nach einem schwachen Erdbeben ist ein Riß durch sie gegangen: Die Fußleiste verläuft jetzt versetzt hinter der Figur weiter, das eine Auge dieser Figur ist zu tief angesetzt, und so geht das durch das ganze Gemälde, aber das Bild ist dadurch nur stärker geworden. Der Maler bricht mit der Realität, damit die Kunst um so größer werde.

Manche Bilder von Cézanne muten uns schon fast kubistisch an, so kantig und prismatisch sind sie bereits. Doch wäre Cézanne wahrscheinlich entrüstet gewesen, hätte man ihn auf diese Entwicklungsmöglichkeit hingewiesen. Die Kunst ganz von der Natur zu trennen, wäre ihm wie ein Sakrileg vorgekommen – als das Gegenteil von dem, was ihm vorschwebte. Diesen Schritt in den Kubismus, mit dem das Eigenleben der Kunst beginnt, taten dann Picasso und Braque.

Der Analytische Kubismus

Das Entstehen dieser Malerei scheint uns wie ein rasantes Abenteuer stattgefunden zu haben. Die Maler betraten Neuland und konnten überhaupt nicht sicher sein, verstanden zu werden. Besonders die Skizzen von Picasso aus dieser frühen Zeit, die angefangenen Akte, haben trotz aller Rigorosität Versuchscharakter. Es war ein Griff ins Dunkle, und der war zunächst ohne Widerhall. Vieles blieb tastend. Selbst die »Demoiselles d'Avignon« nahm Picasso sich später noch einmal vor und »meißelte« noch die rechte Maskengruppe über das bereits fertige Bild. Die Leningrader Eremitage besitzt mit dem Bild »Trois Femmes« ein den »Demoiselles d'Avignon« vergleichbares Werk. Die Figuren dieses Bildes sind nicht überarbeitet, und deshalb haben die einzelnen Prismen noch die flachen Winkel des ganz frühen Kubismus und die Komposition ist noch längst nicht so asymmetrisch. Der Kubismus vollendet sich nicht an einem Tag wie eine Erfindung, sondern im Dialog zwischen Vorher und Nachher.

Es gab mehrere Abstraktionen, doch nur der Kubismus führte zu Mondrian. Kandinsky ging einen ganz anderen Weg in die abstrakte Malerei. Mit seinem Bild von der Bimmelbahn von Murnau fängt er mehr Flair und Bewegung ein als die Kubisten, verliert aber auch sofort an Raum. Der Verzicht auf die festen Cézanneschen Konturen läßt eine vollkommene Gegenstandslosigkeit sogar noch eher zu als der Kubismus, die Bilder büßen aber dadurch an Lesbarkeit ein. Es ist durchaus glaubhaft, daß Kandinsky das erste ganz und gar abstrakte Bild gemalt hat, doch nur abstrakt zu sein war nicht das Anliegen der frühen Kubisten. Eine Analyse der Malerei konnte zunächst nur über eine Analyse der Formen gehen.

Das schwarze Quadrat

Es gehört nicht viel dazu, in den Bildern Mondrians eine Weiterführung der europäischen Malerei zu sehen. Die von silbrig bis perlmutt geschichteten Flächen zwischen den schwarzen Balken sind noch genau so atmosphärisch wie Vermeers Wände auf einem Interieur mit einer Dame. Auch das Rot und Gelb ist vielfach gebrochen und auf das gesamte Bild abgestimmt. Die große Vereinfachung, die er an der abendländischen Malerei vollzieht, geschieht noch ganz innerhalb ihres Rahmens. Mag er auch auf seinen Bildern die Elemente rigoros auf ein paar Formeln zusammenstreichen: darunter liegt immer noch das Ordnungsprinzip eines Giotto, liegen die Strukturen der Malerei.

Ein paar Jahre später, bei Malewitsch, ist es schon nicht mehr möglich, ein Bild hedonistisch zu sehen. Die Malerei ist intellektuell geworden; der Intellektuelle tritt auf und verdrängt den Augenmenschen. Nehmen wir einmal sein »Schwarzes Quadrat auf weißem Grund«, so geht der Schock, den wir darüber empfinden, daß ein schwarzes Quadrat auf ein weißes Rechteck gemalt ist, nicht mehr vom Bild selbst, sondern von der Behauptung aus, daß dies ein Bild sei. Die Malerei betritt hier das Reich der Theorie – zwar noch mit einem Bilde –, aber sie ist schon keine Malerei mehr, sondern Spekulation darüber. Eine ästhetische Konsequenz ohnegleichen, aber um dieses Bild richtig zu sehen, muß ich von den bereits getanen Schritten der abstrakten Malerei wissen. Sonst bleibt das Kunstwerk unverständlich. Die Konsequenzen des Suprematismus sind von anderer Art als die des Kubismus: Das Neue dieser Malerei kommt nicht aus der Malerei selbst, sondern aus der Idee einer absoluten Ordnung.

Das schwarze Quadrat von Malewitsch ist nicht mehr Struktur, sondern nur noch Spekulation. Es läßt sich nicht mehr aus Malerei ableiten, denn es hat einen anderen Ursprung. Das Quadrat als einzige Bildaussage kann alleine gar nicht Bild sein. Es ist der Malerei entgegengestellt. Das Akzeptieren dieser Form als Malerei kommt nicht aus der Seherfahrung, sondern aus dem Intellekt. Mit dem Suprematismus begann man zum ersten Male Kunst aus dem Intellekt zu schaffen, es begann das philosophische Spiel mit der Idee von der Malerei, es begann die Malerei, die keine Malerei mehr sein wollte.

Nichts verdeutlicht so konsequent den Bruch mit der Malerei wie das Quadrat von Malewitsch. Doch war hiermit ein ganz neuer Anfang geplant, der zu einer modernen Orthodoxie geführt werden sollte, wie sie bis weit in die Neuzeit hinein in Rußland bei der Ikonenmalerei üblich war. Man stellte sich ein Leben vor, das in der Kunst und im Design von Quadraten, Kreisen, Rechtecken, Linien und Winkeln bestimmt sein sollte, und es lag auf der Hand, daß dabei für irgendwelche realistischen Darstellungen kein Platz mehr war. Der moderne Mensch sollte in einer entrümpelten Welt leben, in der die suprematistische Kunst das Ambiente sein würde. So stellte es sich Malewitsch wohl vor, wenn er schrieb: »Wenn die Denkgewohnheit verschwunden sein wird, in Bildern das Abbild von Winkelchen der Natur, von Madonnen und schamhaften Venus-Geschöpfen zu sehen, dann werden wir ein reines Produkt der Malerei erblicken. Ich habe mich in das Nichts der Formen verwandelt und habe mich aus dem stinkenden Morast der akademischen Kunst herausgefischt... In der Kunst ist Wahrheit, nicht Aufrichtigkeit vonnöten. Die Dinge sind verschwunden wie der Rauch, für eine neue Kultur der Kunst geht auch die Kunst zum eigentlichen Ziel der Kreativität, zur Herrschaft über die Formen der Natur über.«

Eine Idee, die, bei aller bestürzenden Neuheit, zurückführen sollte in die alten Geleise der Ikone. Hätte man sie gelassen, wäre in Rußland die Malerei im rechten Winkel, in gerader Linie und vollendetem Kreis erstarrt. Dieses Ziel, einen Stillstand zu erreichen, schwebte den Abstrakten zwar auch vor, doch hofften sie, ihn in der Vollendung der Abstraktion zu finden.

Statt nach einer neuen Ikone verlangte es den sowjetischen Staat nach dem lachend gemalten Arbeiter; nach einer Kunst also, die im krassesten Widerspruch stand zu der von Malewitsch. Und doch sind die Supromatisten die einzigen in der Moderne, die mit der neuen Kunst auch gleichzeitig den Wunsch nach Orthodoxie hegten.

Von der Suche der abstrakten Malerei

Mit Malewitsch und Mondrian hat die Moderne die Mitte ihrer Laufbahn erreicht. Anfang der zwanziger Jahre waren formal und gedanklich alle Rohstoffe der modernen Malerei bereits gefunden. Man konnte jetzt mit der Vollendung beginnen, aber ein Ziel gab es nicht. Unbewußt arbeitete man auf das hin, was sich jetzt, rund sechzig Jahre später, abzeichnet.

Abstrakte Malerei ist die Auflösung der Malerei durch Malerei. Das Wesen der abstrakten Malerei ist das Sichtbarmachenwollen der reinen Kunst. Die Erfindung der Abstraktion war der Schlüssel, um eine Tür nach der anderen aufzuschließen von dem Gebäude, das wir Kunst nennen. Wenn man auch damit beim Tafelbild schnell am Ende angelangt schien, blieb es die große Illusion der Moderne, offenbaren zu können, was die Kunst sei.

So wie die Renaissance die sichtbare Welt gültig zu zeigen versuchte – wie diese einen Weg suchte, die sichtbaren Dinge objektiv abzubilden in ihrer Körperlichkeit und räumlichen Distanz zueinander –, so versuchte die Kunst der Moderne einen Weg zum Urmuster der Kunst zu finden. Mag das Ziel der Renaissance uns noch klar und vernünftig scheinen (was es für die Menschen dieser Zeit durchaus nicht war), so erscheint uns das Ziel der Moderne voller Wahn und Vermessenheit – aber Kunst agiert nahe am Wahnsinn.

Beide, Renaissance wie Moderne, sind auf halbem Weg gescheitert. Man hat das in der Moderne vielleicht zu spät eingesehen, so daß die Vorstellung von Kunst heute dunkler ist als je zuvor. Bei dem Versuch der Künstler, die Kunst zu analysieren, löste sich die Kunst auf und zerrann, wie Sand zwischen den Fingern zerrinnt.

Latent hat die moderne Kunst aber eine ungeheure Veränderung bewirkt. Jeder Schüler lernt heute eine Komposition aus hellen und dunklen Teilen auf einem Zeichenblatt zu konstruieren. Architekten und Grafiker jonglieren mit den Maßverhältnissen und sind an keine Norm mehr gebunden. Die abstrakte Kunst hat im Laufe der Zeit alle Maßorientierungen aufgehoben, indem sie diese ausschlachtete. Man geht mit der Mode oder nach dem Gefühl, orientiert sich aber nicht an klassischen Proportionen. Abstrakte Vorstellungen bestimmen die Entwürfe im Design und in der Architektur. Die Bezugnahme auf natürliche Vorbilder ist unüblich geworden.

Tapeten mit abstrakten Mustern werden entworfen und an die Konsumenten auch verkauft. Das zeigt, wie tief ins Unterbewußtsein das Abstrakte bereits vorgedrungen ist. Mag die abstrakte Kunst für viele noch ein Buch mit sieben Siegeln sein, im ästhetischen Fühlen hat sich durch alle Schichten ein Wandel vollzogen. Das Abstrakte ist im Alltag selbstverständlich geworden, und doch scheiterte der Versuch völlig, sich auch abstrakt

Zum Schluß explodieren und implodieren die Dinge tatsächlich, und jedes Bild wird wie ein Urereignis, das vor der Zeit liegt: entstehend und zurückfallend ins Nichts.

Wols
»Der weiße Strich«
1950
65 × 81 cm

Eine Projektion der Subkultur, die mit einem solchen Aufwand gezeigt wird, daß die Trivialität des Sujets nicht wahrgenommen wird.

Roy Lichtenstein
»We rose up slowly«
1964
173 × 244 cm
Frankfurt, Museum für Moderne Kunst

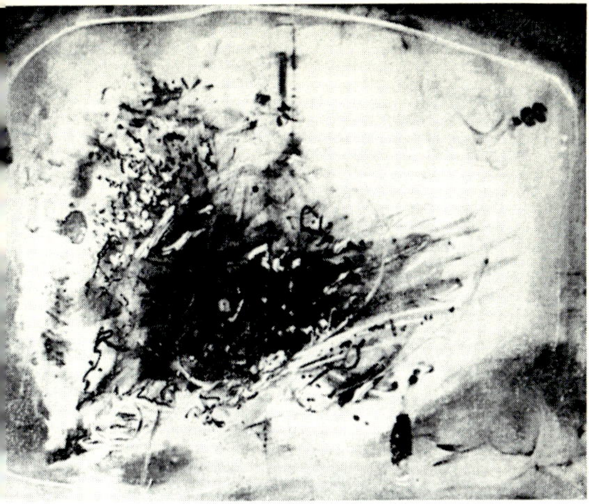

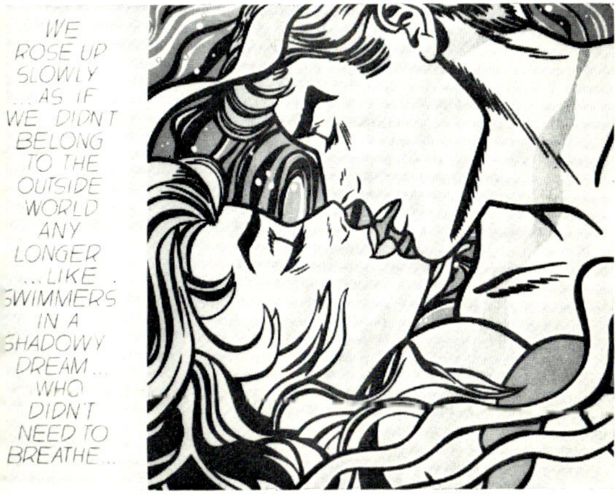
WE ROSE UP SLOWLY ...AS IF WE DIDN'T BELONG TO THE OUTSIDE WORLD ANY LONGER ...LIKE SWIMMERS IN A SHADOWY DREAM... WHO DIDN'T NEED TO BREATHE...

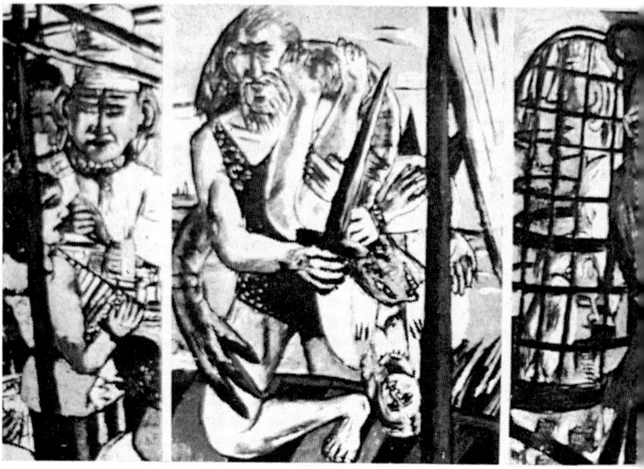

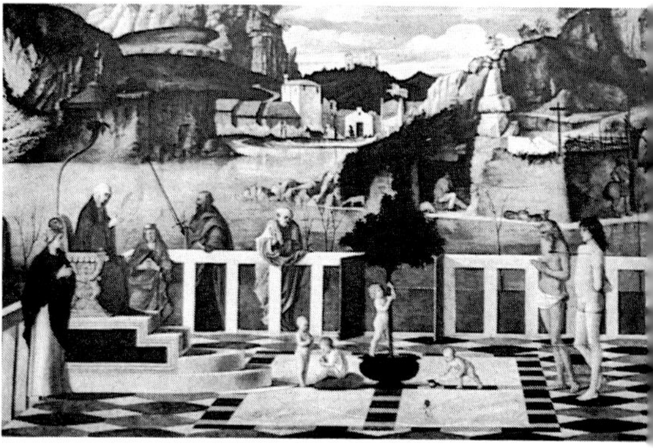

Sein Stil erfüllt einerseits ganz die ästhetischen Gesetze der Moderne, andererseits brachte er es noch fertig, die Sagen, Geschichten und Symbole der alten Zeit und unserer Zeit darin aufzunehmen.

Max Beckmann
»Perseus«, Triptychon
1940
150 × 220 cm
Essen, Folkwang Museum

Immer mehr Deutungen bieten sich an – doch dann zerfällt alles wieder in eine traumhafte Feierlichkeit und abgehobene Wirklichkeit.

Giovanni Bellini
»Heilige Allegorie«
ca. 1490–1500
73 × 119 cm
Florenz, Uffizien

einzurichten, sich ganz mit abstrakt geformten Dingen zu umgeben.

Sofort steht mir ein Nierentisch und ein Sessel aus geflochtenem Eisendraht vor Augen, wenn ich an abstraktes Design denke. Ich sehe noch, wie manch gediegenes Möbel auf dem Müll landete und der schwungvolle Leichtbauschrank an seine Stelle trat. Die lederbezogenen Clubgarnituren wichen den mit ultramarinblauem Stoff bezogenen Schalensesseln. Ein unifarbener Plüschteppich lag plötzlich da, wo vorher ein Perser war. Alle diese Dinge hatten nur eine kurze Lebensdauer. Der Verschleiß war enorm, doch schien jedermann dies mit Gleichmut hinzunehmen. Von alledem ist nur noch die gelegentlich anzutreffende Haustür mit Schrägbalken und versetzt eingestreuten Quadraten in Bronze übriggeblieben. Im Innenbereich fehlt die kühne Schleifenform inzwischen vollkommen. Der Stil der fünfziger Jahre herrschte nur kurz – vielleicht sechs oder acht Jahre, 1960 jedenfalls war es damit vorbei –, doch erfaßte er wie kaum eine Mode vorher breite Bevölkerungskreise. Die trapezförmigen Spiegel mit den runden Ecken, die Petticoats und das geschwungene Dach der Kongreßhalle in Berlin, all das ging nicht tief, aber es zeigte sich darin der Wille zur Abstraktion. Es war die von den Entwerfern falsch verstandene abstrakte Kunst, die rund vierzig Jahre nach ihrem Entstehen das Design erreichte und deren sinnentleerte Formen sich nun in Tisch und Stuhl, Mode und Stromlinienauto zur Geltung brachten.

Doch wie streng hatten die Abstrakten angefangen. Ein Maler um 1900 legte noch jede Bildidee und jede Komposition in natura an. Er skizzierte Figuren, Bäume, Stilleben, Tiere. Er konnte gar nicht anders, denn die Kunst war eingebunden in den Dingen. Alle abstrakten Maler waren in der naturalistischen Maltradition erzogen und überwanden diese erst mit vielen Skrupeln.

Innerhalb von sechzig Jahren, seit es die abstrakte Kunst gibt, hat sich die gesellschaftliche Vorstellung von Kunst der Moderne angepaßt. Allerdings mit einigen kleinen Fehlern: Man hat sich daran gewöhnt, Kunst für etwas Unverständliches zu halten, das sich jeder Erklärung entzieht.

Dazwischen liegen die Zeiten, in denen sich die Künstler vom Malen lossagten und viele zum Tafelbild eine eher ikonoklastische Haltung einnahmen. Man war besessen von der Idee der bildlosen Aussage, die aber doch irgendwie an die Kunst der Bilder angereiht wurde. Fast alle diese Postulate erscheinen uns jetzt wie aufeinandergetürmte Kugeln – zum Beispiel jenes, daß alles Kunst sei und jeder ein Künstler –, man denkt kaum noch daran zurück. Genauso wie einige der sich immer schneller folgenden Kunstarten verschwunden sind: Conceptual Art, Westcoast, Patternart, bis hin zur Wallpaperart, eine der letzten Formen. Sie finden keine Erwähnung mehr, und wenn wir uns nicht an sie erinnern würden, könnte man meinen, es hätte sie nie gegeben. Aber bei all diesem Kommen und

Gehen ist das Verständnis für traditionelle Kunst verlorengegangen; sie stellt – in diesem Zusammenhang – fast keinen lebendigen, geistigen Wert mehr dar.

Vom konsequenten Missverständnis

Alle Kinder beginnen ihre ersten Malversuche »abstrakt«. Sehr zur Freude der Eltern malt das Kind ein farbenfrohes »abstraktes« Gebilde nach dem anderen, doch im Unterschied zu früheren Zeiten, wo Disziplin gewünscht wurde, reicht es jetzt, wenn die Kinder mutig mit Farben experimentieren. Das Gegenteil von dem, was ehemals im Zeichenunterricht gelehrt wurde, wird jetzt gefordert: Nicht mehr wie man eine Tasse perspektivisch richtig darstellt, sondern das Verlernen dieser Fähigkeit wird geübt. Man »befreit« sich in der Kunst. Und schon ist es oft so, daß auch der Lehrer nichts mehr weiß vom mühseligen Erlernen, die Öffnung eines Gefäßes in der richtigen Ellipse zu ziehen, oder davon, wie schwer es ist, Hände zu zeichnen, denn er hat es nicht mehr gelernt. Allgemein vermutet man ja, daß abstrakte Malerei sehr einfach zu erstellen sei. Deshalb hält ein junger Mensch von heute das abstrakte Malen ebenfalls für etwas Leichtes und Übungen im naturalistischen Zeichnen und Malen für überflüssig. Versucht er aber doch, die sich ihm aufdrängenden Bilder aus der Film- und Alltagswelt zu malen, so malt er in der Manier der Neuen Wilden.

Machen wir uns nichts vor, die Malerei der Neuen Wilden ist keine revolutionäre Tat, denn von der »Moderne« war nichts mehr übriggeblieben. Es war da ein großes Vakuum entstanden, welches von den Wilden mit revolutionärer Geste besetzt wurde. In Wirklichkeit rannten sie offene Türen ein. Bezeichnend für diesen Umstand ist, daß vor allem Kunstwissenschaftler, die eigentlichen Hüter von Tradition und Ordnung in Sachen Kunst, sich der Heftigen Malerei förmlich in die Arme warfen.

Und so stürmen sie jetzt herein in die Museen, die Enkel von Karl Marx und Coca-Cola, mit ihren riesigen Formaten, knallbunt und so gemalt, wie es ein jeder eben vermag. Der Dilettantismus ist ein Verdienst geworden. Doch wo es keine Regeln gibt, läßt sich über Geschmack auch nicht streiten. Allerdings, das l'art pour l'art der letzten hundert Jahre ist auf diese Malerei nicht anwendbar.

Was mag von Bestand sein im Auf und Ab des Kunstbetriebes? Das einzelne Bild hat als eigenständiges Medium keine Chance mehr, wahrgenommen zu werden. Der Interessent nimmt Kunst zunächst über Zeitungen und Fernsehen auf. Einflußreiche Gruppen verstehen es geschickt, sich dort Gehör zu verschaffen und außerdem noch ganze Museumsketten nach ihren Wünschen auszurichten. Die Kunst ist zu einem beachtlichen Geschäft geworden.

Im Trubel des Kunstgeschehens verliert der einzelne schnell die Orientierung. Will man aber etwas über die Botschaft eines Kunstwerks erfahren, so geht das am besten über das Werk selbst. Das Interesse an Kunst ist überall gestiegen. Die Museumsbesucher mehren sich, und ein Grund dafür mag die immer größer werdende Unwichtigkeit des einzelnen sein. Die Arbeit hat für die meisten ihren schöpferischen Sinn verloren. Aus Arbeit und Handlung resultiert für sie anscheinend keine Würde mehr, für viele ist das Gefühl des »Geworfenseins« in die Welt schon eingetreten. Nicht daß man eine Religion in der Kunst suchte, aber eine zweite Ebene, auf der das Profane in eine geistige Welt verwandelt wird, erwartet man schon.

Wie Kunst dies vollbringen kann, mag an einem Bilde von Paul Klee erläutert sein. Vielleicht ergeht es jemandem wie mir einst im fernen Kalifornien, als ich in Pasadena die Galka-Scheyer-Sammlung sah und zwischen all den Bildern an einem kleinen Aquarell hängen blieb: »Memory of a Bird« stand darunter – »Erinnerung an einen Vogel«. Und dann begann sich der Vogel aus den vielen Punkten und Strichen abzuzeichnen. Der Vogel stieg in eigenwilliger Form vom Grunde des Bildes auf. Es war ein Urvogel, ein Erinnerungsrest von Vogel – es war die Metaphysik eines Vogels. Ach, könnten wir doch alles metaphysisch sehen!

Alle Kunst ist Allegorie
Informel und Pop-art

Wols (1913 bis 1951)

Die Moderne wandelt sich immer wieder; kaum daß sich ein Stil etabliert hat, wird er schon wieder von einem anderen überholt. So veränderte nach dem zweiten Weltkrieg der Tachismus die Malerei noch einmal und löste damit die Abstraktion als Avantgarde ab. Innerhalb der abstrakten Malerei war es Piet Mondrian gewesen, der mit seinen klaren Rastern zu ihrer letzten Vereinfachung fand. Nach ihm beginnt der Konstruktivismus. Wir sehen seine Bilder jetzt mit verklärtem Blick, doch vor vielleicht dreißig Jahren empfand man sie eher als technische Zeichnungen. So konsequent diese Kunst auch war, man suchte in der geistigen Leere nach dem zweiten Weltkrieg eine andere Bildsprache als die der konkreten Gliederung eines Mondrian. Man suchte eine Sprache, die dem dumpfen Greuel des Krieges entsprach, eine Sprache der Sinnlosigkeit.

Es bleibt wiederum unerklärlich und auf ewig geheimnisvoll, warum Wols, der als Otto Wolfgang Schulze in Berlin geboren war, zu jenen feinen Linien fand, die den Beginn des Informel darstellen. Gewiß, auch Wols fällt nicht vom Himmel; so fährt er in seinen ersten Arbeiten mit Feder und Tuschpinsel noch den Träumen von Klee nach. Aber in seiner Zeichenschrift wird aus hängenden Gärten oder arabischen Nächten der Aquarelle Klees ein eisiger Tagtraum: ein Traum aus empfindsamen, doch gnadenlosen Strichen. Angesichts seiner ersten, im Lager von Vierzon entstandenen Zeichnungen muß man sich fragen, ob große Kunst nicht doch eine jeweils einmalige Veranlagung ist. Bringt nicht jede Zeit jeden Künstler nur einmal hervor? Hätte Rembrandt in unserer Zeit eine Chance? Ich meine jetzt nicht den Rembrandt, den wir kennen, sondern ich meine, ob Rembrandt, falls er heute lebte, sich so hätte wandeln können, daß er sich in der Moderne zurechtgefunden hätte. Wols ist jedenfalls ganz das verlorene Kind seiner Zeit und kommt für keine andere Ära, ja, nicht einmal für eine kurze Zeit früher oder später in Betracht. Als Zeichner erfand er den sich frei entfaltenden Strich und als Maler den Tachismus. In jedem anderen Zeitalter, und in jedem anderen Jahrzehnt dieses Jahrhunderts, wäre er als Künstler verloren gewesen oder jedenfalls unwirksam. Seine Kunst entsprach seiner Zeit, und diese war wiederum so tragisch wie sein Leben. Man weiß von seiner Unruhe, von seinem unsteten Umherziehen, von seiner Internierung, man kennt die Misere seiner Armut, seine spätere Trunksucht, die schließlich zu seinem Verhängnis wurde. Sartre schreibt von der Manteltasche, in der Wols seinen Tod mitführte: es war eine Absinthflasche. Wols hat solch eine Flasche, genauso wie die Schmerzzäpfchen, die er nehmen mußte, wie eine Fata Morgana gezeichnet: umlodert von vielen schnörkelnden Strichen. Wols drang mit seiner Kunst bis in die letzten Winkel der Hoffnungslosigkeit vor, seine Malerei ist fantastisch sinnlos, und scheinbar spielerisch fängt sie das Gewebe der Vergeblichkeit ein. Die Gegenstände, die in der abstrakten Malerei zerlegt wurden, treiben bei ihm auf eine Explosion zu; zum Schluß, als er seine großen Bilder malt, explodieren und implodieren die Dinge tatsächlich, und jedes Bild wird wie ein Urereignis, das vor der Zeit liegt: entstehend aus Formlosigkeit und wieder zurückfallend ins Formlose. Aber mit ihnen löste sich auch das Bild des Menschen auf; diese zeigen jetzt ihre gedunsenen Köpfe mit den nagelkopfgroßen Punktaugen und den vermufften Strubbelbärten. 1947 malt Wols jene 40 Bilder, auf denen sich alles in Strich und Kleckse auflöst; die reale Welt war damit überwunden und die Realität des Nichts geboren. Der Tachismus begann, als das Nichts durch Kunst anschaulich geworden war.

Wols starb bereits 1951 im Alter von 38 Jahren an einer Vergiftung, mit der sein alkoholgeschwächter Organismus nicht mehr fertigwurde.

Leben und Werk von Wols sind eine Einheit. Seine Malerei spiegelt sein tragisches Geschick und die Vergeblichkeit, dagegen angehen zu wollen. Seine Malerei erstrahlt aus der und durch die Niederlage, aber anders als bei van Gogh, dessen abgeschnittenes Ohr noch immer als Schulbeispiel für die große Tragik in der modernen Kunst gilt, fehlen im Leben von Wols solche publikumswirksamen Storys. Wols läßt sich schlecht vermarkten. Dies gilt für sein Leben und für seine Kunst, und ironischerweise tragen dazu sogar noch die dubiosen Zuschreibungsschwierigkeiten bei. Wols war nie ein Publikumsliebling, er entzieht sich dem Zugriff der Masse.

Die informelle Malerei jedoch trat bald einen Siegeszug ohnegleichen an. Sie stürmte förmlich über Wols hinweg, ließ dessen Zweifel und Verträumtheiten weit hinter sich, beschränkte sich auf die »Action« und hatte damit eine Formel gefunden, mit der sich das Existentielle umgehen ließ. Der Weg des Informellen war jetzt leichter zu gehen, und schon ab Mitte der fünfziger Jahre malte alle Welt informell.

Anscheinend ist alles möglich

Die kleinen Bilder von Wols und die noch kleineren Zeichnungen von ihm werden bei der jetzigen Mode zum großen Format leicht übersehen. Manch eine seiner Skizzen wirkt wie das seelische Diagramm eines Augenblicks – nicht für die Bewunderung gezeichnet, sondern als Notiz einer ratlosen Psyche, die aber noch in der Lage ist, in krisseligen Strichen ihren Zustand zu schildern. Für solche Miniaturen fehlt zur Zeit jeder Sinn.

Wols wurde schon bald in die zweite Linie gedrängt, und einen richtigen Triumph seiner Kunst hat es eigentlich nie gegeben. Der Einfluß seiner Malerei ist aber kaum zu überschätzen, allein hier in Deutschland könnte man Dutzende von Malern aufzählen, die von seinem Werk zehren.

Höher im Ansehen und größer im Format und viel teurer sind die Dribblepaintings von Pollock. Er gilt mittlerweile als Hauptkünstler der gesamten informellen Malerei. Seine Kunst, die den bezeichnenden Namen Action-painting erhielt, befreite die neue Malerei aus der Verbohrtheit eines Wols und brachte Schwung in die Kunst. Die Befreiung der Malerei brach aus, und bald kannte jeder auch all die anderen Informellen: den spachtelnden Riopelle und den spitze Ovale schlagenden Hans Hartung, den seine schwarzen Balken ziehenden Soulages, sowie die starken Amerikaner: den flächigen Clyfford Still, den impulsiven Franz Kline, den großzügigen Motherwell und den kontemplativen, vielschichtigen Mark Tobey.

Machtvoll übernahm damals der Tachismus das Ruder; viel mußte in Deutschland nachgeholt werden an Information über die klassische Moderne, doch seltsamerweise war es erst das Informel, das die letzten Skrupel hinwegfegte. Aus braven, gewissenhaften Zeichenlehrern wurden plötzlich das Gestische fordernde Avantgardisten. Diese Veränderung kam in den Unterricht wie über Nacht. Die soliden Übungen des Bauhauses, mit ausgeschnittenen Kreisen und Streifen aus Papier eine Komposition zu legen, wechselten sprunghaft über zu anarchistischen Farborgien mit anschließendem ratlosen Betrachten. Es war gar nicht so einfach, im Informellen Gutes vom Schlechten zu unterscheiden. Doch man gewöhnte sich schnell an das Unsichere und Unbenennbare in der neuen Kunst. Die informelle Malerei prägte alsbald die Vorstellung von der modernen Kunst.

Ich erinnere mich noch an den Schock, den die Pop-art dann auslöste. Auch sie ist wieder in den Hintergrund getreten, man spricht von ihr wie von einem historischen Ereignis, und doch war sie womöglich der erste Anfang vom Ende der Moderne. Als sie aufkam, war sie wie ein Schlag für viele, die sich in der Ecole de Paris, im Tachismus, so gut eingerichtet hatten. Sie war so erfrischend neu und ganz anders als das, was wir als Malerei kannten, und sie war eine Alternative zum elenden Zyklus des l'art pour l'art. Man muß dazu wissen, daß zu dieser Zeit gegenständliches Malen der reinste künstlerische Selbstmord war, jeder literarische Aspekt im Bild war verpönt. Die Malerei spielte sich nur noch informell oder höchstens formal ab.

Mathieu rannte damals seine Bilder an. Geschützt durch Overall, Motorradkappe und Schweißerbrille sowie durch Handschuhe und Stiefel sprang er auf die Leinwand zu und schlug sein bekanntes Kreuz mit den halben Kreisen in den Winkeln. Es waren immer die gleichen Muster, die er da vor

Zuschauern fabrizierte. »Die Malerei erschöpft mich«, sprach der Künstler nach getaner Arbeit und das Publikum erschauerte fröhlich. Karel Appel ließ sich von einem Hubschrauber über seine riesigen Leinwände heben und schüttete in gekonnten Schwenkern die Ölfarben mit Eimern aus. Man malte mit Schwung. Man malte mit einem Stock, man malte mit zwei Händen, man ließ einen Schimpansen malen – tachistisch versteht sich; man malte mit dem Spachtel, mit Frauenkörpern und Musik, man malte auf dem Seil, und man ließ den Pinsel vom Wind bewegt sein Werk tun, – aber man malte immer informell.

Da jegliches Bezugnehmen auf Gegenständlichkeit sofort von der Kritik verdammt wurde – man denke nur, wie Grohmann den armen Carl Hofer verhöhnte –, wagte so gut wie keiner gegenständlich zu sein, sondern die Maler überlegten sich immer nur neue Überraschungen in der Malweise oder sie schufen ihre Werke unter den verrücktesten Umständen. Diese Art von Innovation war aber bald erschöpft, und man begann darüber zu grübeln, was man denn noch »erfinden« könnte. Ich war zwanzig und weiß noch, wie wir darüber debattierten. Die Gespräche endeten nach langem Palaver immer in der Feststellung, daß schon alles gemacht sei und man sich nur der einen oder anderen Richtung anschließen könne.

Es war eine so festgefahrene Situation, wie man sie sich jetzt kaum vorstellen kann: nichts war greifbar, jede Bewertung war subjektiv und die Kritik vernebelte eher, als daß sie für Klarheit sorgte. Zu der Zeit glich eine Ausstellungsbesprechung mehr einem Orakelspruch als einer Kunstkritik. Man hatte einige gängige Versatzwörter, die ziemlich ambivalent waren und deren man sich reichlich bediente. Eine Kunstbetrachtung las sich damals zum Beispiel so: »In ihr ist ein besonderes exemplarisches Ineinander zu entdecken. Hier gerät die Spontaneität eines Strichs, wie er gleichsam frisch vom Schreiben oder Zeichnen herkommt, unmittelbar in den direkten Kontrast zur autonomen, ganz objektiven Mechanik des technischen Verfahrens. Mit diesem Verfahren hat der Strich, der Duktus der Linie, in seinem Ursprung zu rechnen.«

Die informelle Malerei, der Tachismus, oder auch Action-painting, wie die neue Kunst der fünfziger Jahre sich nannte, trat unter verschiedenen Namen auf, zeigte aber ungefähr immer die gleiche Flagge. Uns war das Informel der Ecole de Paris als Leitmotiv gegeben, und wie es aussah, führte daran kein Weg vorbei. Die informelle Malerei spielte sich wie die logische Vollendung der Moderne auf, der nichts mehr hinzugefügt werden konnte. Es sah so aus, als sollte bis in alle Ewigkeit weiter informell gemalt werden.

An dieser Stelle möchte ich versichern, daß mir die geistige Not der jetzigen jungen Maler und ihr Überdruß an der vorhandenen Kunst verständlich sind. Die zornige Ablehnung des Etablierten ist mir vertraut, weil ich den Frust der fünfziger Jahre erlebt habe. Es war außerdem eine Zeit voller Wirtschaftswundergläubigkeit, man glaubte an den unbegrenzten Fortschritt, und ähnlich naiv fortschrittsgläubig war man in der Kunst. Das Interesse an Kunst war in diesen so positivistischen Zeiten geringer als jetzt. Die funkelnagelneuen Gebrauchsgegenstände, vom Fotoapparat bis zum Fernseher, waren aufregender als die Kunst. Der Glaube, daß es immer besser und besser gehen werde, bis zum paradiesischen Schlaraffenland, war selbstverständlich. Der Optimismus der fünfziger Jahre ist zerronnen, doch während des Wahns vom ewigen Aufstieg war man gegen jeden Zweifel gefeit. Davon ist wenig geblieben. Der Positivismus hat eine Leere hinterlassen; und man mißtraut jetzt den Verheißungen des Konsums, hat aber keine Alternative. Allmählich wird die Sinnlosigkeit der fortgesetzten Produktion von Dingen immer deutlicher, und doch ist jeder weiterhin dem fast vollkommen ausgeliefert. Einen Sinn durch Sinngebung der Umwelt erhoffen sich jetzt viele von der Kunst, doch ob Kunst diese Gegenwelt aufrichten kann, ist fraglich. Die jungen Künstler erwarten den Rundumschlag in der Kunst. In den hektischen Pinselschlägen, bei allerdings oberflächlicher Beobachtung, drückt sich ihr Haß auf das Bestehende aus. Die Heutigen erwarten ein Erlebnis von der Kunst und keine geistreichen Strukturen. Dieses Erleben wird auf dem Rücken der Moderne inszeniert, sie wird persifliert.

EIN ZEITGENOSSE DER POP-ART, OBWOHL ER IHR als Künstler nicht zugehört, war Francis Bacon; ein Maler, der auch noch die Punkgeneration interessieren dürfte. Er durchbrach Anfang der sechziger Jahre die Phalanx des Informel. Bacon traf mit seinen sich vergeblich abmühenden Figuren, die frustriert und wie gefangen in ihren Räumen agieren, auf eine enorme Aufnahmebereitschaft. Sein Ruhm verbreitete sich bei den jungen Malern unterschwellig schneller, als die Medien ihm folgen konnten; er war schon in aller Munde, bevor man ihn auszustellen und zu besprechen begann.

Doch auf ganzer Breite überholte erst die Pop-art den Tachismus. Sie stand zur Ecole de Paris direkt antipodisch, denn sie hatte im Vergleich zum vernebelten Informel die Nüchternheit einer Cocaflasche oder einer Waschmittelpackung. Die Pop-art hatte gar nichts von Blut und Boden und nichts vom wütenden Willen zum Mythos, wie ihn die Neuen Wilden haben: sie war eher die Kunst der Allegorie. So etwas Gewöhnliches wie eine Konservendose konnte zu einem Symbol für Konsum oder zur Allegorie der Wegwerfgesellschaft werden. Die Zwanghaftigkeit des Verbrauchs wurde plötzlich sichtbar. Das Ex-und-Hopp-Produkt wurde auf den Sockel der Kunst gestellt, und dabei regte so ein banales Ding zur Reflexion an: über die Welt in der wir leben – und wieder über die Kunst.

Was zurückkam, war die Allegorie, aber ihr Name war jetzt Pop-art. Die Allegorie war es, die diesem ziemlich häßlichen Kinde die Kraft eines Herkules gab, sie verkürzte außerdem die Bewährungsfrist der neuen Kunstrichtung auf ganze fünf Jahre. Danach war die Pop-art als anerkanntes und zugleich avantgardistisches Phänomen einfach da, war durchgesetzt, wie man sagt; so schnell hatte es das bis dahin nicht gegeben. Vermutlich gab es vorher noch nie eine so grobe Kunst mit so einfachen Symbolen wie die Pop-art. Die Kunst des Künstlichen – die Allegorie der Campbell's Soup can – das ist so überwältigend simpel und doch so überzeugend, daß Pop-art bald als Alternative zum Informel angenommen war.

Die Konsumwelt, dazu Kino, Comics, Werbung, ist eine Projektion, ist schon künstlich, aber gefiltert und komprimiert wird hier Kunst daraus. In dieser selektierten und vergrößerten Darstellung der Dinge zeigt sich ihr Wesen, zeigt sich so etwas wie Wahrheit, und das war es wohl, dem man sich damals nicht entziehen konnte. Ich sah als erstes ein paar gemalte Autoreifen von Roy Lichtenstein und verstand sofort, daß hier zugunsten von Wahrheit auf Schönheit verzichtet wurde.

Die Pop-art, als die Kunst des Künstlichen, deckt als Allegorie nur einen kleinen Bereich. Für den Zeitgenossen ist er natürlich groß, aber die Welt und auch das Leben ist nicht nur Konsum. Man könnte nun einwenden, daß die Kunst der Gegenwart eben in dieser Art der Allegorie ihre Grenzen findet: Du bist das, was Du konsumierst! Nichts geht darüber hinaus. Als Beispiel Rosenquists »I love you with my Ford.« Das Bild teilt sich in drei übereinanderliegende Felder; oben: Auto (Ford); darunter: Liebe (ein sich liebendes Paar, wahrscheinlich liegend in eben diesem Ford gemeint); dann: Nudeln. (Und dieses Geschlängel soll offenbar an Zeugung und Spermien erinnern.) Auto, Paar, Nudeln: Wenn man so will, ist das das Leben, ein geschlossenes Weltbild, und in all seiner Vereinfachung Kunst. Wahrscheinlich ist auch der Widerspruch, der sich angesichts solcher Vergröberung regt, ebenso beabsichtigt wie die angedeuteten Assoziationen. Es ist allegorische Malerei, aber keiner käme auf die Idee, von Hermeneutik zu sprechen. So nüchtern will man es auch nicht.

Dieses Bild sah ich in Stockholm vor ein paar Jahren noch einmal und diesmal ließ es mich kalt. Die großartige Einfachheit aller Pop-art wurde rasch langweilig, und es blieb der Eindruck von leerem, unentwegt weitergedroschenem Stroh. Die Pop-art fand dann auch keine Vollendung, die frühen Werke bleiben die besten; diese Kunst hatte die Kraft, eine neue Dimension aufzureißen, dann fiel sie erschöpft in Wiederholung und Selbstzitat zurück. Jedenfalls kam keiner ihrer Vertreter über seine Anfänge hinaus, und vielleicht war das ein Grund dafür, daß sehr früh schon Larry Rivers, Jim Dine oder Rauschenberg irgendwelche Hölzer, Plexiglas oder sonstigen Kram in ihre Bilder hineinbastelten. Sie wollten auf diese Weise die ihrer Malerei gesteckten Grenzen überspringen.

Vielleicht war es diese Begrenztheit der Pop-art, die in den folgenden Jahren den Ausbruchsversuchen ins bildlose Kunstmachen so großen Auftrieb gab. Es ging ja ganz schnell: erst Pop-art, dann (gleichzeitig) Eat-art, Land-art, Happenings etc., bis hin zur Minimal-art und Konzept-art – jetzt schienen die Dämme wirklich gebrochen, und der Trend »Weg von der Malerei« setzte erst richtig ein.

Obwohl diese bildlosen Richtungen – Performances und Happenings – wie die Pop-art schon fast zwanzig Jahre alt sind und sich über die Jahre immer mehr gleichen, werden sie immer noch offiziell beachtet und gestützt. Kein Maler der jüngeren Generation malt mehr abstrakt, dafür hat die Pop-art gesorgt. In der Regel geht der Maler von heute direkt auf seine literarischen Anliegen los, formale Konzeptionen sind nahezu vergessen. Gewiß war der ästhetisierende Manierismus der fünfziger Jahre hohl und in der Endphase nur gestische Dekoration. Aber wenn wir uns den Realismus unserer Tage ansehen, ein Blick in Sammelausstellungen und in die Kunstschulen genügt, wird klar, daß das Kind mit dem Bade ausgeschüttet wurde. Die Erfindung der abstrakten Malerei war die Erfindung der ästhetischen Malerei schlechthin, und diese sogenannte klassische Moderne hat von ihrer ästhetischen Faszination nichts eingebüßt; sie bleibt für die Ästhetik der Malerei Richtlinie.

Alle Kunst ist Allegorie

Was verstehen wir eigentlich unter Allegorie? Man kann es am Beispiel einer geglückten Allegorie beschreiben, an dem bekannten Bild »La vecchia« (Die Alte) von Giorgione.

Wir sehen eine alte Frau mit kupfernem Gesicht vor schwarzem Grund. Sie deutet auf sich, das Gesicht ist schief verzogen. In der Hand hält sie einen Zettel, auf dem »col tempo« (mit der Zeit) steht: das Alter, denken wir und ahnen zugleich, daß hier mehr gemeint ist. Ein Freund, mit dem zusammen ich das Bild einmal sah, erkannte durch die Falten und Runzeln das ehemals schöne Gesicht einer gewesenen Schönheit Venedigs, und mir ging auf, daß es so richtig gesehen war. Die Allegorie ist hier also die Vergänglichkeit und nicht das Alter: der Zettel »col tempo« fügt eine Dimension hinzu. Diese Deutung ist einfach, sie ist nur geringfügig anders als der erste Eindruck, doch plötzlich geht es um die Vergänglichkeit, um Tragisches, was das Alter eigentlich nicht hat. Dazu kommt noch die malerische Schönheit des Bildes, und diese entzieht es völlig der sprachlichen Interpretation.

Dieses Bild ist zweifellos ein besonderes Meisterwerk, es ist genauso einfach wie die Arbeit von Rosenquist, und doch noch viel raffinierter. Die Pop-art steht der Malerei des 16. Jahrhunderts (ich zähle »La vecchia« noch dazu) näher als etwa dem Analytischen Kubismus, denn sie ist nicht abstrakt. Sie steht allerdings auch der oft gefühlsbetonten, trivialen Kunst des 19. Jahrhunderts näher, als es zunächst den Anschein hat. Man lese dazu einmal den Text auf der linken Seite von Roy Lichtensteins »We rose up slowly«. Da steht: »We rose up slowly ... As if we didn't belong to the outside world any longer ... like swimmers in a shadowy dream... Who didn't need to breathe... (Wir kamen langsam hoch... Als ob wir der übrigen Welt nicht mehr angehörten... Wie Schwimmer in einem schattigen Traum... die nicht mehr zu atmen brauchten).« Das Bild entstammt, ebenso wie der Text, der Comic-Welt; es ist in Gelb, Blau und Rosa gemalt und zum Teil gerastert, wie bei Lichtenstein üblich. Zweifellos ein großes Bild, aber auch eine grandiose Trivialität, doch diese ist so übersteigert, daß man sie zunächst gar nicht wahrnimmt. Es ist eine Projektion der Subkultur, die mit einem solchen Aufwand gezeigt wird, daß die Trivialität des Sujets nicht wahrgenommen wird. Doch wird sie nicht aufgehoben. Wenn wir den Giorgione erst mit Hilfe dieses kleinen Zettels entschlüsseln können, er erst dann sein Geheimnis preisgibt, und das Bild sich danach ins Allegorische steigert, so ist bei Lichtenstein die Allegorie sofort sichtbar. Es ist das selige Paar, das aufsteigt, eben: »We rose up slowly«. Hinter dem Bild liegt aber keine neue Dimension mehr, sondern es bleibt eine Trivialität aus der Subkultur – eine Sequenz aus einem Comic-Heft. Das Neue ist nur eine neue Verpackung.

Mit diesem Trick wurde der Kunstbegriff ziemlich willkürlich; Kunst war damit nicht mehr an die Tradition gebunden, sondern konnte sich jetzt von überall her ihre Intention holen. Jetzt war es nämlich möglich, jede Idee als Kunst und als Konzept für Kunst auszugeben. Mit dieser Auffassung von Kunst ist alles zu Kunst geworden – wenn es nur als Kunst gemeint wurde. Aber die Malerei ist nicht so einfach: sie ist nicht nur Mensch, Tier oder Baum, sondern auch der Raum, der dazwischen ist; sie kann Stille darstellen oder den frühen Morgen. Und es wäre falsch, sicherlich auch unmöglich, sich Malerei als eine willkürliche Kunst vorzustellen, dafür schleppen wir schon zuviel Ballast mit durch die Jahrhunderte, die Vergangenheit würde uns einholen. Bestimmt wird die künftige Malerei, falls sie möglich ist, eine andere Art der Allegorie als die uns vertraute brauchen; es sind dazu auch schon einige Schritte gemacht worden. Man sollte dabei nicht aus den Augen verlieren, daß Strukturen allegorischen Gehalt haben und sogar zur Allegorie werden können.

Ein Sujet ist in der Malerei der Versuch, das Bild »verständlicher« zu machen. Das eigentliche Bild aber besteht aus Zeichen, aus übereinandergelegten Symbolen, die unbewußt gemacht und einzeln natürlich undeutbar sind, aber in der Summe ergeben sie das, was wir Struktur nennen. Schon wenn ich ein Bild beginne, mache ich ein Zeichen, mag nachher auch eine Landschaft daraus werden, zunächst einmal male ich Chiffren. Ein Kunstwerk nur als solch ein ästhetisches Phänomen zu verstehen, hat uns die klassische Moderne gelehrt, und zweifellos ist man heute eher dazu in der Lage als beispielsweise um 1890; aber bis heute fällt es schwer, Strukturen als die Mitteilung der Kunst zu akzeptieren.

Strukturen können in der Malerei Allegorien ersetzen und selbst wieder zu Allegorien werden. Das Janusköpfige der Kunst wird uns daran deutlich. Ähnlich einem aufmerksamen Leser, der zwischen den Zeilen eines Briefes das eigentliche Anliegen bemerkt, welches durchaus im Widerspruch zu der Mitteilung stehen kann, nehmen wir in einem Bild öfter über das »Wie« die Aussage wahr als über die Darstellung. Die informelle Malerei nehmen wir nur über das »Wie« wahr. Der ganze lange Weg der Moderne liegt dazwischen, und es ist hilfreich, am Ende des Weges nochmals auf Wols zu verweisen. In jedem Strich wird seine existentielle Not sichtbar, seine Bilder finden wir unter Tausenden heraus, sie sind kein Gestammel, sondern lesbar. Nur eben ist ihre Allegorie schier grenzenlos und unanwendbar. Es ist eine absolut sprachlose und tausendsprachige Allegorie zugleich.

Unmerklich hat sich damit ein Ring geschlossen, und ich habe mich scheinbar ad absurdum geführt: Das Bild kann also auch ohne eine Darstellung eine Art von Allegorie vermitteln, und das steht nun im Gegensatz zu den anfänglichen Ausführungen dieses Kapitels, wo Klagen geführt wurden über die

Unklarheit des Informel. So ist eben die Kunst, sie sagt es, und sie sagt es nicht, wie ein Orakel. Aber das bleibt: Malen ist immer der Versuch zur Allegorie, auch wenn es nicht den Anschein hat, gewollt ist selbst dann noch die Allegorie, wenn die Malerei tiefe, unbewußte und überlagerte Empfindungen berührt, wie bei Wols. Letzten Endes will der Mensch ein Bild von der Welt, mag es sich auch aus vielen unverständlichen Facetten zusammenfügen, er will die Lesbarkeit.

Ein kleines, belangloses Erlebnis hat mir das einmal deutlich gemacht. In einem Berliner Antiquariat beim Stöbern in alten Katalogen, die mit Packpapier eingeschlagen waren, schlug ich nach einigem ziellosen Blättern einen Katalog mit eigenen Arbeiten auf, und für den Bruchteil einer Sekunde erkannte ich mich nicht. Aber in diesem Bruchteil sah ich, wie Werner Haftmann einmal schrieb, »einen sehr pessimistischen Mann«, sah Melancholie, Zerrissenheit und darüber einen Hauch von Schönheit. Dann war es vorüber. Ich hatte das alles gesehen, bevor ich diese Stilleben oder Interieurs wiedererkannte. Ich hatte im Laufe der Zeit die fast verletzende »Allegorie« meiner Bilder vergessen.

Kunst und Mythos

Was in der Kunst die Kunst sei, wird seit geraumer Zeit selten gefragt. Denn es besteht Gewißheit darüber, daß die Frage nicht zu beantworten ist. Für Dürer war die Kunst noch in der Natur abbildhaft vorhanden, und wer sie dort herausreißen konnte, der hatte sie. Für Kandinsky war sie etwas Geistiges, das er in einem komplizierten Traktat einzukreisen versuchte. Beide Ansichten haben keine Aktualität mehr, aber beide sind noch gleichermaßen gültig. Es gibt zur Zeit keine Theorie über Kunst, die allgemeine Gültigkeit hätte. Verbindliche Vorstellungen darüber, was Kunst sei, findet man nicht mehr.

Ist das Erklären von Kunst eine Unmöglichkeit, so bleibt ihr Verstehen ein Wunder. Aber dieses Wunder ist leider nicht selbstverständlich, denn das Verständnis von Kunst ist mit vielen Mißverständnissen durchsetzt. Durch die ganze Geschichte der Malerei ziehen sich, wie feine Haarrisse, die Grenzen des Erkennens von Kunst. So schreibt Tore Hamsun, der selbst ein Maler wurde, wie fremd seinem Vater ein Stilleben war. »Ich stand da und malte ein

Stilleben, etwas, dessen Sinn Vater nie begreifen konnte«, heißt es in seinen Erinnerungen. Für Knut Hamsun, der das Abenteuer des Lebens so hellsichtig verstand, blieb der Reiz eines gemalten Stillebens unzugänglich. Er erkannte die Malerei wahrscheinlich so wenig wie Pascal, der fragte, warum man die Dinge gemalt haben wolle, obwohl sie doch in natura viel schöner seien. Nun ist das ein eklatanter Irrtum, denn auf dem gemalten Stillleben erhalten die Dinge erst das Fluidum, welches sie über ihre Normalität hinaushebt; auf der Leinwand werden sie zu einem Seherlebnis. Die nature morte wird durch Malerei in das atmosphärische Wunder getaucht, welches auf dem Bilde dann die Gegenstände umgibt. Das Scheinhafte der Malerei ist bei einem Stilleben besonders groß. Die Dinge sind normal: Sie werden erst auf dem Bilde zu jenen glimmernd-wässerigen Limonenscheiben oder zu köstlich glasigem Zuckerbruch wie auf den Stilleben Flegels; rotgetürmte Erdbeeren und die pelzige Haut eines Pfirsichs bei Chardin; das kobaltblaue Porzellan und die dunkel im Dunkeln schimmernden Gläser von Kalf; das weiße Tischtuch bei Jan Jansz de Velde, Brot und Schinken, Zinndosen und Eisenmesser bei Heda, Spankörbe mit Fischen bei Stoßkopf – all das gibt es nur auf einem Stilleben so stimmig. Die Wirklichkeit bleibt hinter dieser Verzauberung weit zurück.

Zu Unrecht war das Stilleben lange geringgeschätzt. Während die großen Allegorien mit vielen

Figuren in der Wertung ganz oben lagen, Familienbilder und Portraits in der Mitte, Tiere und Landschaften schon weiter unten, war das Stilleben am Ende dieser Skala eingereiht. Wahrscheinlich war es deshalb so gering angesehen, weil die gewagten Auslegungen der Allegoriemalerei ihm versagt blieben.

Auch manchem Maler ist das Stilleben fremd. Rembrandt und Rubens malten sie nicht, Caravaggio und Zurbarán dagegen schufen darin reinste Offenbarungen. Beim Stilleben scheiden sich bereits die Geister, beispielsweise an der Frage, ob Monet ein guter Stillebenmaler war. Cézanne bereitete mit Stilleben die Analyse der Malerei vor, und der ihm nachfolgende Kubismus ist ohne Stilleben nicht denkbar. Munch und Kandinsky hingegen kamen wiederum in ihrer Malerei ohne Stilleben aus.

Die Kunst des Stillebens ist besonders eng mit der Entwicklung der Malerei verknüpft. Das Stilleben ist außerdem ihr einziges Sujet, das ohne die Hilfe des Mythos auskommen kann. Seiner Statik und seiner Ruhe wegen ist es fast die Allegorie der Malerei. Es ist sich selbst genug. Die Malerei im ganzen dagegen mißt sich an der Welt, sie ist über und über mit deren Treiben verstrickt; sie hat Wurzeln in der Literatur und in der Philosophie, in der Religion – und im Mythos. Sie kann ohne das eine oder das andere nicht leben.

Wir neigen dazu, die Macht des Mythos zu unterschätzen. Oft bemerken wir gar nicht, wenn er mitten unter uns ist. Wir glauben rational zu handeln, sind aber häufig seiner Gravitationskraft schon erlegen. Die sanften, doch unwiderstehlichen Kräfte des Mythos[1] bewirken, daß sich heute ein australischer Ureinwohner und ein europäischer Kunstfreund über drei in Australien auf dem Boden liegenden Steinen die Hand reichen können, im Einverständnis darüber, daß sich zwischen ihnen ein Kunstwerk befindet. Die Vorstellung von der Kunst bleibt gleichwohl für beide vollständig verschieden. Der Aboriginal weiß nichts von gemalten Bildern, und umgekehrt hat der Europäer eine falsche Vorstellung von der Kunst der Ureinwohner Australiens. Er kennt die Mythen und Geschichten nicht, die weit in die Vergangenheit des Stammes zurückreichen und mit den Steinen verwoben sind. Die Mythen sind es, die den Steinen die Aura der Kunst verschaffen, doch der Europäer vermutet, daß die Steine die Kunst seien. Er glaubt, er habe es mit Kunst zu tun, und dieser Glaube kann Berge versetzen. Vielleicht ist es nur einem Europäer gegeben, sich so voraussetzungslos in eine fremde Kultur einzufühlen.

Wirklichkeit ist für Wittgenstein das, woran geglaubt wird. Für ihn war schon die geglaubte Hypothese Realität. Aber auch für Kant ist die vorgefaßte

1 Mythos: in der Frühantike als die Kraft verstanden, die die Anwesenheit und Wirksamkeit der Götter im Schicksal, wie im geschichtlichen Prozeß, sichtbar werden läßt.

Meinung von den Dingen die einzige Form der Wirklichkeit, die wir kennen. Das mag mancher als Philosophie abtun, aber für die Kunst und Religion sind das fundamentale Wahrheiten. Das Verlangen des Menschen nach einem Mythos, der stärker ist als er selbst und der ihm seine eigene Sterblichkeit überwinden hilft, ist Realität wie Hunger und Durst. Die Realität des Mythischen hat sich in unserer Zeit verselbständigt, und folglich ist es für den Menschen der Postmoderne überhaupt nicht nötig, von den Mythen und Erzählungen, die mit den Steinen verbunden sind, zu wissen. Er glaubt an die ihnen innewohnende Kraft oder Kunst auch ohne dieses Wissen und projiziert eine Bedeutung weit ins Blaue hinein.

Kultische Übungen sind längst in unsere Museen eingezogen. Sie haben sich fast schon überlebt, aber es gibt erst seit kurzem einen Ersatz dafür. Immer wieder trifft man dort auf Steinformationen, magische Linien, gespannte Seile und verkohlte Hölzer, die für viele ein Gegenstand magischer Faszination sind. Vor allem sind es Steine, die in einem zeitgenössischen Museum offenbar nicht fehlen dürfen. Große Steine und kleine, Natursteine und Kunststeine, Steine, die zu einem Kreis gelegt wurden, Steine, die mit der Trennscheibe gekerbt sind und solche, die gespalten wurden: Findlinge, Basalte, Marmor und einfache Feldsteine. Eine Plastik aus Stein ist dagegen schon seltener.

Der Glaube braucht nur wenig, um sich zu entzünden, und der heutige Mensch will unbedingt an die Kunst glauben. Verblüfft bemerkt man eines Tages, daß die Ergriffenheit sich vor einem auf dem Boden liegenden Feldstein genauso einstellen kann wie vor dem Portinari-Altar des Hugo van der Goes. Hat man diese Einsicht akzeptiert, folgt die Erkenntnis, wie leicht das Kunstgefühl sich einstellt. Denn diese Werke stellen keine Anforderung an das Wahrnehmen; sie sind nicht das, was sichtbar ist, sondern verweisen auf etwas Dahinterliegendes, Ungreifbares. Wünscht man nur fest und inständig, zum Kreis der Empfindenden zu gehören, so geht irgendwann ein Tor auf, und man »versteht«. Es bedarf keiner quälenden Gespräche über Kunststile, um der Erleuchtung teilhaftig zu werden.

Der Beginn dieser Kultkunst liegt in der Mitte der fünfziger Jahre. Zu Anfang dieses Jahrzehnts war Wols gestorben. Seine Malerei ist der endgültige Verzicht auf eine Erklärung der Welt und der Kunst. Nur das existierende Ich zieht in ihr seine zitternden Linien. Es war die kurze heroische Zeit des Existentialismus. Von Samuel Beckett wurde »Warten auf Godot« aufgeführt. Wenig später wird die Kunst als Vehikel für mythologische Versuche benutzt: Zunächst aber einmal versanken die Kunstwerke unter einem Schwall orakelnder Worte, und bald schälte sich eine neue Erkenntnis heraus.

Das erhebende Kunsterlebnis braucht das Kunstwerk nicht, sondern nur den Rahmen der Kunst. Auf dieses Halteseil, das weiterhin Kunst genannt wird, kann man allerdings nicht verzichten. Ohne das Wort Kunst bleiben die Steine nur Steine und bewegen nichts. Erst das magische Wort »Kunst« gibt ihnen die höhere Weihe. Es hat sich, wie die Nase bei Gogol, gleichsam verselbständigt und klebt heute mal hier und mal dort an Gegenständen. Man kann es nicht fassen, doch ist es viel öfter zu lesen und zu hören als je zuvor. Ein Zauberwort. Jeder hat es gern, denn es stiftet augenblicklich die Bereitschaft zum Besonderen. Die Kunst hat das Wort Kunst entlassen, es ist in die weite Welt hinausgeflogen, und die Kunstwerke sind so unverstanden wie eh und je zurückgeblieben. Wie konnte das geschehen? Wie konnte sich das Wort vom Werk trennen und plötzlich magische Wirkungen entfalten?

Während der langen Geschichte der europäischen Kunst löste man sich zunächst von der Orthodoxie, gewann dann die Perspektive und stieg schließlich, wie Rembrandt, tief hinab in die Kammern der menschlichen Seele. Nur die Religion und die Mythen als stillschweigend hingenommene Bildthemen blieben immer als Grundmuster erhalten. Die moderne Malerei umging die alten Mythen. Manets »Olympia« spielt nur noch im Titel darauf an, im übrigen stellt das Werk nichts anderes dar als eine junge und intelligente Frau, die nackt auf einer Ottomane liegt. Schon das Weiß des Lakens und das Rosa des Blumenstraußes machen es zu einem guten Bild. Im Unterschied zu anderen Gemälden der Zeit ist hier ausdrücklich an keine Göttin und damit an keine mythischen Entrückungen gedacht. Das scheint uns heute ein geringfügiger Unterschied zu sein – ungefähr so, als ob nur ein Name geändert worden wäre. In Wirklichkeit ist es aber wahrscheinlich der erste Schritt zur Moderne. Hätte man den Impressionismus nur formal entwickelt, wäre er alsbald wieder von den Legenden und Mythen überwuchert worden und nur ein Stil geblieben. Das vor Manets »Frühstück im Grünen« zeternde Kaiserpaar spürte zu Recht, daß hier die alte Welt mit ihren Verkleidungen und Verbrämungen ihr Ende fand. Erstmals klammerte die Malerei den Mythos aus.

Der Mythos erhält aber auch den Schein der Dinge. Die abstrakte Malerei tat dreißig Jahre nach Manet den entscheidenden und vielleicht letztlich alles verzehrenden Schritt: Sie zerstörte auch noch den Anschein der Dinge und lud damit insgeheim die Last der Mythen der Malerei alleine auf. Von nun an war sie nicht mehr geteilt in einen erzählenden mythischen und in einen malerischen Aspekt, sondern nur noch reine Malerei: l'art pour l'art.

Aber wie sich zeigen sollte, konnte man die Malerei vom Mythos nicht auf Dauer trennen. Man hatte vielmehr die Bürde übernommen, jetzt selbst zu gestalten, was so lange der Religion und der Literatur anheimgegeben war. Als die Kunst daranging, die Realität der Dinge zu verlassen, und malend ihr eigenes Wesen analysierte, geriet ein blinder Passagier an Bord, mit dem man nicht gerechnet hatte. Das hatte ein Problem zur Folge, das bis heute nicht gelöst ist und die Kunst in tausend Scherben springen ließ: ein Problem, an dem sie möglicherweise zerbrechen kann.

Während die abstrakten Maler damit beschäftigt waren, die Kunst in ihre Strukturen zu zerlegen, und dabei den prickelnden Reiz der Überwindung einer alten Ordnung erlebten, entschwand der in den Bildern wie in der sprichwörtlichen Flasche hausende Geist der Kunst: der Mythos.

Als in den fünfziger Jahren Wols und Tobey eine Malerei begannen, die davon ausging, daß die Cella des Tempels leer und die Kunst nur Struktur sei, glaubte man zunächst, daß der zweite Geist der Kunst, der Mythos, nicht existiere. Man hatte das Gebäude der Kunst erforscht – den ersten und sichtbaren Geist der Kunst, die Form – und nichts gefunden. Man feierte dann die Befreiung vom Ballast der Literatur und der Mythen in einem kaskadischen Farbrausch; das war der Beginn der informellen Malerei.

Zur Überraschung der Europäer kamen die Amerikaner mit dieser Malerei besser zurecht als sie selber. Die Bilder von Pollock und Clyfford Still waren offener und freier gemalt und ohne die lästigen Traditionsgebundenheiten, von denen die Europäer immer noch heimlich geplagt wurden. Auch waren die Amerikaner weiter darin, Malerei unmythologisch zu sehen, und das war eine wichtige Voraussetzung für den alsbald einsetzenden Triumph der amerikanischen Malerei.

Aber schon während in Amerika diese so herrlich befreiten Bilder gemalt wurden, spukte der vagabundierende zweite Geist der Kunst im immer nur einen einzigen satten Ton spielenden Orchester von Yves Klein; flackerte auf in den Meditationen über die in reinem Ultramarin gehaltenen Flächen desselben Künstlers und feierte dann seine endgültige Befreiung von Bild und Ding im Happening und in der Performance. Eine atemlose Suche nach einem verbindlichen und damit fixierbaren Mythos begann, oft wähnte man, ihn in Händen zu halten, aber zuweilen schon nach Wochen entschwand er wieder, um sich vielleicht beispielsweise im Innern von Klavieren oder in den Gedärmen von Schafen zu zeigen. Dann wiederum zwängte man ihn für kurze Zeit mittels Schokolade in einen Ofen; auch, ihn über Nacht in einen Teppich gewickelt zu halten, mißlang. Keiner wußte damals, wie lange dies noch weitergehen würde.

Die Kunst des Happenings und der Performance ebenso wie später das zum Kultraum erhobene Environment waren die beherrschenden Kunstformen in den Jahren zwischen 1960 und 1980. Mitten im rationalisierten Industriezeitalter war eine mythische Kunst entstanden. Diese hat nie verbindliche Regeln aufgestellt und sich nie klar ausgedrückt, im Grunde war sie eine mythische Kunst ohne Mythologie: eine Scheinmythologie. Sie blieb lange Zeit populär und ertränkte oder saugte alle Versuche auf, wieder zum Bild zu kommen, wie zum Beispiel die Pop-art. Sie wurde alt, weil sie den Mythos nicht fand, sondern ihn nur von Jahr zu Jahr aufs neue versprach.

Der mythische Geist der Kunst hat sich mittlerweile wieder auf gemalten Bildern niedergelassen. Er scheint einiges mitgemacht zu haben in den Jahren des Exils. Er ist ein richtiges Urviech geworden und ähnelt den Monstern einer Horrorschau. Da, wo ein Bein hingehört, ist jetzt plötzlich eine Hand oder gar ein Kopf; irgend etwas ist immer »verkehrt«. Außerdem hat er sich lange in Nachtlokalen herumgetrieben und dort sehr nahe bei der Band gestanden.

Aber er ist wieder da und mythet mehr als je zuvor. Was wirklich neu ist, hat die Mythen der Neuzeit entdeckt und manchmal ihre Gestaltung selbst in die Hand genommen. Ganz eingefangen ist er wohl noch nicht, und dem Betrachter drängt sich der Satz auf, daß der Geist wehe, wo er will.

Die aktuelle Kunstszene wirkt nicht auf jeden so aufregend, wie sie selber meint. Viele sehen in ihr nur einen zweiten Aufguß des deutschen Expressionismus. Mein eigener Einwand ist, daß die Malerei zu sehr an der Oberfläche liegt; aber schon trifft mich dieses wissende Lächeln, welches sagt, daß eben dies gewollt sei.

Genau gesehen gibt es kein Argument, daß diese Malerei im Wesen treffen könnte. Das Messer der

Kritik ist stumpf geworden angesichts der massiven, von Museen und Medien ausgehenden Propaganda. Diese Macht, muß man fürchten, ist die stärkste Bedrohung der Kunst in unserer Zeit.

Denn mit Hilfe der alle Gegenmeinungen niederwalzenden Medien läßt sich über jedes Ding die Aura der Kunst stülpen, die dann wiederum einen unerschütterlichen Glauben erzeugt. Diese Machtkonstellation ist allen bekannt. Der Maler eines Bildes hat nur noch sekundäre Bedeutung. Meinung und Urteil werden anderswo gemacht. Er wird an den Schaltstellen der Medien ausgesucht, und wer immer dort Stimme und Einfluß hat, bestimmt das Bild der Kunst. Solchen Diktaten ist die in ihren Verzweigungen so komplizierte Moderne auf Dauer nicht gewachsen.

Wir schauen heute in der Malerei zurück auf Triumphe, die sich in Niederlagen verwandelt haben. Wir haben hinter uns das gewiß größte Experiment der Kunstgeschichte, doch arbeiten die Künstler, als ob sie am Anfang der Malerei stünden. Wir wissen von der Vergeblichkeit des Nihilismus, wissen auch, daß selbst der Mythos nur eine Projektion ist, der wir freilich nicht zu entrinnen vermögen. Aus den zurückliegenden Jahren kehren wir mit der Einsicht zurück, daß wir nichts wissen und keiner mehr weiß. Alles hat sich grundlegend verändert, das Rad ist nicht zurückzudrehen. Nie wieder wird Kunst sein, wie sie war.

Man hat sich daran gewöhnt, daß es dabei nicht

ohne Verrücktheiten geht. Manche Maler malen seit neuestem nach Stimmen, die ihnen das Thema zurufen. Es ist aber alles nicht so ernst gemeint. Im Gegensatz dazu nahm van Gogh die Kunst höllisch ernst. Der lange Schatten, den er warf, als er sich auf dem Wege zur Arbeit malte, inspirierte noch Bacon zu einer Reihe seiner besten Bilder. Von solchen Schatten zehren wir nach wie vor, und es kommt darauf an, selbst einen Schatten zu werfen. Erst wenn alle Schatten aufgezehrt und die Dinge zu bloßem Material geworden sind, wird die Kunst verschwinden. Aber noch wirft sie Schatten.

Die drei Welten des Max Beckmann

DIE WESENTLICHEN NEUERUNGEN DER MODERNE waren ohne eine entsprechende Mythologie entstanden. Die Arbeit der Malerei bezog sich nur auf die Umwandlung der Formen. Seit ihren Anfängen im Impressionismus klammert die moderne Malerei den Mythos aus. Auch die Kunst Cézannes, der Kubismus und die Bilder Piet Mondrians, schließlich die Auflösung der Moderne bei Wols und Tobey und die Nachklänge in Hard-Edge und Minimal-art sind ohne Mythos. Überblickt man diese Reihung, so ist ein kongenialer Mythos dafür auch nicht denkbar, denn die moderne Kunst war erst durch das bewußte Abkoppeln vom Mythos möglich geworden und hat sich in dieser strengen Einseitigkeit vollendet. Erst seit einigen Jahren spüren wir wieder die Macht des Mythos und haben jetzt einige Mühe, ihn wieder sinnvoll in der Kunst aufzunehmen.

Doch der Weg der Moderne war auch ohne den Mythos von überzeugender Klarheit. Seit Kant ist Wahrheit immer nur relativ, und nach seiner Lehre hat nichts Gültigkeit für immer. Es lag auf der Hand, daß dem Philosophen, dem großen »Alleszertrümmerer«, einmal ein Maler, eine Entsprechung in der Kunst, folgen würde. Die moderne Malerei vollzog nur das, was in der Luft lag, und nur in totalitären Regimen oder bei bigotten und verängstigten Spießern beklagt man die Wandlungen der Kunst. Zurück zur Ikonografie des Mittelalters wird die Kunst nicht gehen.

Es gab nur den einen Weg, und auf ihm konnte die Moderne nur so werden, wie sie wurde.

Obwohl man damals unbeirrt die neue Malerei weitertrieb, war immer eine gewisse Verarmung der Kunst spürbar. Versuche, einen entsprechenden Mythos zu finden, hat es immer wieder gegeben. Klammern wir einmal den Surrealismus aus, dessen Traumwelt mit ihrer ganzen Verquertheit nicht so recht das erfüllt, was hier gemeint ist, so sind wahre Ansätze eher im deutschen Expressionismus zu finden.

Ein ganz abgeschlossenes Werk, welches mitten in der Moderne die alten Mythen aufnimmt und sie gleichzeitig ergänzt und erweitert, sie neu deutet und neue Mythen findet, hinterließ Max Beckmann. Er hatte die Integrationskraft, Altes mit Neuem zu verbinden. Sein Stil erfüllt einerseits ganz die ästhetischen Gesetze der Moderne, andererseits brachte er es noch fertig, die Sagen, Geschichten und Symbole der alten Zeit und unserer Zeit darin aufzunehmen. Zugegeben, es ist nicht alles sofort verständlich, was er in seiner Symbolik malt, doch er malte das Grauen und die Ängste dieses Jahrhunderts so intensiv wie Dix und Grosz, und es gelang ihm dabei einen Mythos der Gewalt zu stiften.

Von der schwer zu verstehenden Technik

Was die Bilder so unverwechselbar macht, ist ihre Direktheit. Es scheint, als wäre der Maler sofort auf das, was er sagen wollte, losgegangen, so überdeutlich symbolisiert stehen die Figuren und Dinge vor uns. Seine Malweise ist überhaupt nicht gefällig, sondern eher grobschlächtig. Die Farbe wird verblüffend einfach aufs Bild gebracht, fast so, als hätte man es mit einem Anfänger zu tun. Mit einem breiten Pinsel, ohne Duktus, wird das Bild in mehrere Farbfelder gegliedert, die er dann ziemlich ruppig nochmals übergeht und, ab Mitte der zwanziger Jahre, mit einem mager angerührten Schwarz konturiert. Dabei malt er auch manchmal mit zu alten Pinseln, sogenannten Strünken, die sich vorne spreizen und harte, parallel laufende Linien erzeugen, aber zum »Malen« recht ungeeignet sind. Die Übergänge von dunkel zu hell oder von einer Farbe zur anderen sind nicht fließend – wenn die Kontraste zu scharf sind, wird »geschubbert«, das heißt, es wird mit einem fast trockenen Pinsel eine Tönung über die jeweilige Kante gerieben. Man glaubt oft, er habe mit einer Bürste gemalt.

Es klingt paradox, aber diese Verstöße gegen die

Regeln der Malerei sind die Essenz seiner Bilder. Nur weil die Farbe so einfach aufgebracht ist, bleibt das Pigment – der Farbkörper, wie die Maler sagen – so unverfälscht und leuchtend. Man kann genau sagen, von welchen Grundfarben er jeweils ausgegangen ist: Chromoxydgrün, Kobaltblau, Kadmiumgelb, Englischrot, Krapplack, Ocker oder Terra di Siena gebrannt. Schwarz ist besonders wichtig.

Mag dies noch ein schnell einsehbarer und angenehmer Vorteil seiner Malerei sein, so stellt seine klobige Pinselführung an einige Betrachter Ansprüche, denen sie nicht gewachsen sind. Obwohl wir heute schon ganz andere Sachen gewöhnt sind, ist noch immer das Ungeschönte seiner Bilder für viele Menschen befremdend. Man ahnt, in welchem ästhetischen Gegensatz sie erst gestanden haben müssen, als noch das l'art pour l'art – die französische »peinture« – als Maßstab für gut oder schlecht gemachte Malerei galt.

Mit den Jahren wird es auch außerhalb von Deutschland und den Vereinigten Staaten, auf die sich bisher sein Ruhm beschränkte, immer deutlicher, daß hier eine neue Ästhetik entstanden war, die den Geist des deutschen Expressionismus aufnahm und ihm ein kompositorisch kraftvolles Gerüst gab. Beckmann erfand Regeln, mit denen sich alle Dinge in einem neuen Anschein darstellen ließen und die es ihm ermöglichten, noch einmal eine Ikonografie zu entwerfen. Durch seine Malerei wird die Symbolik der Dinge übergroß, sie ist oft schon nicht mehr an sie gebunden, sondern zu einer Chiffre geworden, zu einem Zeichen erhöht.

Wie solide seine Malerei dabei ist, zeigt sich besonders an seinen Stilleben. Er schuf Stillebenbilder, in denen die Magie der dargestellten Dinge sich bis ins Bedrohliche steigert und in denen gleichzeitig die Materialität überschwer erscheint. Wir sehen Blumen und Trompeten, Klarinetten, Fernrohre, Zeitungen, Vasen, Fächer und Kerzen, kaleidoskopisch vereint, vor einem Spiegel stehen. Das ganze Sammelsurium, diese geordnete Zufälligkeit, spiegelt sich noch einmal in einer Gegenwelt. Dieses alte Symbol der Unterwelt, des Hades und der Vergänglichkeit ist dort bewußt aufgestellt. Wir treffen den Spiegel in seiner Malerei immer wieder. Seine ganze Kunst ist eine Gegenwelt, sie stand – und steht noch immer – im Gegensatz zur verbindlichen Ästhetik.

Seine Malerei ignoriert den schönen Schein, ist dabei aber so metaphysisch, daß sie immer noch ein anderes meint als das Sichtbare. Wie er dazu kam, diesen Stil zu entwickeln, diesen Affront gegen den herrschenden Geschmack, ist eine Geschichte der Gewalt und nicht eine der Philosophie, wie man meinen möchte. Es ist die Geschichte von jemandem, der auszog, den Krieg kennenzulernen, um besser darüber malen zu können, dem dann aber der Krieg die Malerei zerstörte. Sein Begriff von der Kunst, seine ganze Vorstellung darüber, brach dabei wie ein Kartenhaus zusammen.

ZUNÄCHST BEGINNT DIE BERUFLICHE LAUFBAHN Beckmanns wie eine Traumkarriere. Wohl kaum einer erlangte so früh Beachtung und Anerkennung: 1899, mit sechzehn Jahren, bewirbt er sich an der Dresdener Akademie, wird abgewiesen, kommt aber im gleichen Jahr in Weimar an der dortigen Kunstschule unter. Bereits 1906 stellt er erstmals in der Berliner Secession aus. Harry Graf Kessler und Henry van der Velde kümmern sich um ihn, und im gleichen Jahr erhält er den Preis der Villa Romana, der mit sechstausend Mark und einem einjährigen Aufenthalt in Florenz verbunden ist.

Er malt sich damals, ganze zweiundzwanzig Jahre alt, vor einem Fenster der Villa Romana stehend: hinter ihm das Grün und die Villen der Toskana. Ein selbstbewußter junger Mann, der ein wenig affektiert eine Zigarette hält. Er trägt einen schwarzen Anzug, Stehkragen: ein Glückspilz.

Seine Malerei entsprach damals genau den Vorstellungen der Mitglieder der Berliner Secession: pastos-impressionistische Bilder, die aber, aus heutiger Sicht, noch nichts Besonderes sind. Er malt Meeresstrände, Landschaften, Portraits, auch religiöse Themen wie Judith und Holofernes, Simson und Dalila, und Gruppenbilder mit seinen Familienangehörigen. Aber er ist ehrgeizig und wagt sich auch an das Schwerste, und das sind große Bilder mit Massenszenen. So gibt es unter anderem eine

»Auferstehung«, den »Untergang der Titanic« und eine »Amazonenschlacht«. Vom beginnenden Weltkrieg erhofft er sich eine bessere Kenntnis und Vertiefung dieser Themen. Er hatte keine Ahnung.

Die Greuel des Krieges

Kurz nach Kriegsausbruch meldet er sich freiwillig, wird Sanitätssoldat und kommt zunächst nach Ostpreußen und später an die Westfront. Er schreibt in Briefen aus dem Felde: »Meine Kunst kriegt hier zu fressen«, und »Heute früh war ich an der staubigen Front und sah wunderbar verzauberte und glühende Dinge. Brennendes Schwarz, wie goldenes Grauviolett zu zerstörtem Lehmgelb, und fahlen, staubigen Himmel und halb und ganz nackte Menschen mit Waffen und Verbänden.« Er arbeitet in einem Seuchenlazarett in Courtray und sieht Männer, die in einem Chlorgasangriff bei Ypern lagen.

Danach vergehen ihm die großen Worte, und Beckmann zeichnet und radiert jetzt die Greuel des Krieges. Er zeichnet den »Großen Operationssaal«, wo sich eine Gruppe von Ärzten und Helfern um einen Verwundeten bemüht. Er radiert die »Große Operation«, wo zwischen dem Lazarettpersonal links ein Toter hinausgetragen wird, während rechts ein nackter Mann auf einem Operationstisch liegt. Die Verletzten werden auf seinen Skizzen und Radierungen zu grausig Gefolterten, was Schwerverwundete ja auch sind. Er radiert das Leichenschauhaus und eine zerplatzende Granate, die rundum die Soldaten zerfetzt. Eine ungeheure Intensität liegt in diesen Arbeiten.

Mit diesen Zeichnungen und Radierungen, die er zum Teil noch als Soldat anfertigt, bricht Beckmann mit seiner bisherigen Kunst. Es sollte kein vorübergehender Bruch sein, sondern fortan sieht er die Welt mit anderen Augen. Im Kontext seiner Selbstbildnisse hat man den Eindruck, als wäre er damals ein anderer Mensch geworden. Kubin schreibt dazu: »Es muß schon ein wahnsinniger Druck gewesen sein, der Beckmann zwang, das schöne erworbene Können über den Haufen zu werfen.« Das Wissen von der Dämonie hinter dem Wirklichen wird von jetzt an immer seine Bilder prägen. Er wird drei Zonen miteinander verbinden: Hölle, Erde und Himmel.

Der moderne Mensch glaubt nicht mehr an Himmel und Hölle. Dieses mittelalterliche Weltbild, wo das Gute oben und das Böse unten angesiedelt war, spielt für ihn keine Rolle mehr. Der Mensch des zwanzigsten Jahrhunderts weiß, daß da keine Lemuren im Boden hausen und kein Gott durch den Himmel schwebt. Sein Weltbild ist von Vernunft und Wissenschaft bestimmt. Dazu beseelt ihn der unerschütterliche Glaube an den Fortschritt, der alle Krankheiten überwinden wird und der von Jahr zu Jahr Verbesserungen bringt. In dieser neuen Welt, wo man Himmel und Hölle abgeschafft hat, ist an die Stelle der Hölle das Nichts getreten. Diese Unbeseeltheit der Welt sowie die Leere des Daseins setzen viele schon synonym mit Hölle. In Dantes Inferno ist dies noch nicht einmal der erste Kreis.

Die Sinnlosigkeit des Daseins mag für viele darin liegen, daß nichts Sinnvolles passiert. Für Gottsucher beginnt Sinn erst mit Transzendenz, wieder andere wünschen sich einen Weg, der zu einer gerechten Gesellschaft führt. Das normale Leben ist nicht aufregend sinnvoll, sondern zieht mittelmäßig dahin. Aber wenn wir einmal diese Normalität als den vertrauten Boden betrachten, auf dem wir täglich stehen, und die Träume von Transzendenz und einer besseren Gesellschaft als darüberliegend – in den Lüften –, so vergessen wir meist die Zone unter der Erde, wo Dummheit und Roheit herrschen. Hier öffnet sich plötzlich der Boden, und es zeigt sich, daß unter dem Nichts noch viele negative Schichten liegen, eine furchtbarer als die andere. Diese Welt ist, einmal entfesselt, wie ein schwarzes Loch, sie saugt alles auf, und in ihr sind die Schmerzen zu Haus. Zu ihr gehört auch der Krieg, er kehrt das Unterste zuoberst.

Wer mochte in dieser Unterwelt, in der täglich Tausende unvorstellbar qualvoller Tode gestorben wurden, noch die Leere des Daseins beklagen, wenn es oft eine Gnade war, nicht mehr sein zu dürfen? In dieser durchaus geschäftigen Welt aus Schreien, Blut und klaffenden Wunden hält es Beckmann gut ein Jahr aus. Bald nisten sich die Furien der Tiefe in seinem Gehirn ein, und er hat Halluzinationen.

1915 wird er nach einem nervlichen Zusammenbruch nach Straßburg in die Etappe versetzt und im Oktober des gleichen Jahres nach Frankfurt zur weiteren Behandlung beurlaubt. Das Erlebnis der Hölle wird er sein Leben lang nicht vergessen. Von jetzt an werden ihm beide Welten, die der knallenden Sektkorken, der eleganten Abendroben, der Sinnlichkeit und die der Schrecken und Schmerzen vertraut sein. In jeder wird er mit einem Bein stehen, wobei ihm mehr Gewißheit bleiben wird von der unteren Welt: von der Realität der Gewalt.

Ein neuer Anfang

1917 malt er sich vor einem kahlen Fenster, die Augen übergroß und nervös, die Hemdsärmel aufgekrempelt und die Arme dünn und weiß. Um den Hals trägt er jetzt ein rotes Tuch, der Mund ist geöffnet, so daß man die unteren Schneidezähne sieht. Aber er malt sich auf diesem Selbstportrait, wie er gerade an einem Bild arbeitet, was einen neuen Anfang bedeutet.

Zunächst ist sein Stil gotisch geschraubt. Es entstehen »Kreuzabnahme«, »Adam und Eva«, »Frauenbad« und das Bild seiner Kriegsapokalypse: »Die Nacht«. Ein Tollhaus voller Geschrei, Mord und Folter. Über dieses Thema schafft Beckmann nicht nur ein großes Gemälde, sondern noch mehrere Entwürfe, eine Radierung und ein Litho. Man kann daran sehen, wie wichtig ihm diese Darstellung gewesen ist. Das Bild soll ihn lange als Alptraum begleitet haben, bis er es dann, zwischen 1918 und 1919, gemalt hat.

Allmählich wird seine neue Kunst in Deutschland verstanden. Er malt in diesen rund fünfzehn Frankfurter Jahren Ansichten der Stadt, Portraits, Akrobaten und Clowns, Stilleben und Karnevalsszenen.

Gelegentlich tauchen bei ihm am Rande eines Bildes Figuren auf, die Kopf stehen. Sie erinnern uns, daß jederzeit das Untere nach oben gekehrt werden kann. Es sind meist nur Figuren wie Fingerzeige, die koppheister schießen, Kobolde der Tiefe zwischen den fröhlichen Menschen. Auf manchen Bildern wird nur eine Geste davon angedeutet, indem eine Person die Füße in die Höhe streckt. Das Bild »Trapez«, das er 1923 malt, nimmt dieses Thema zentral. Eine ganze Artistenfamilie schaukelt dort mit dem Kopf nach unten. Ein fremder Anblick, aber Beckmann setzt das Motiv signalhaft ein und nicht zufällig, denn dafür wird es zu oft verwendet.

1925 erhält er eine Professur am Städelschen Kunstinstitut. Das Leben hat ihn wieder. Er malt Abendgesellschaften, Männer mit gestärkter Hemdbrust und Frauen in Abendkleidern.

Auf einem Selbstportrait aus dem Jahre 1927 stellt er sich vor einer weißen Wand im schwarzen Smoking dar. Den rechten Arm in die Seite gestützt, und die Linke hält wieder eine Zigarette. Man sieht, daß es der Maler Beckmann zu etwas gebracht hat, wenn auch das Gesicht jetzt diesen dunklen und entschlossenen Ausdruck zeigt, den es auf seinen Selbstbildnissen fortan behalten wird. Das Bild ist von großer, monumentaler Wirkung.

Die Vollendung – Allegorien, Triptychen

Von jeher haben ihn grosse Bilder mit vielen Figuren gereizt, immer wieder taucht das Sujet der »Gesellschaft« auf. Am Schluß seiner Frankfurter Zeit beginnt er mit der Arbeit an dem rund zwei mal drei Meter großen Triptychon »Abfahrt«. Es sollen insgesamt noch neun weitere folgen, wobei das letzte, die »Ballettprobe«, nicht mehr vollendet wird.

Nun hat man normalerweise keine Vorstellung, wie schwierig es ist, viele Menschen auf einem Bilde in eine sinnvolle Komposition zu bringen. Schließlich können sie ja nicht alle dort herumstehen wie die Ölgötzen, sondern müssen eine handelnde oder eine bildnerische »Funktion« haben. Auch Beckmann war sich dieser Schwierigkeit bewußt, doch hatte er ein entsprechendes Thema. Der Maler hat sich immer geweigert, über die Bedeutung seiner Triptychen zu sprechen, vielleicht auch deshalb, weil er wußte, daß damit ihr allegorischer Zauber verschwinden würde. Sein ganzes mythologisches Wissen baut er dort ein. Wir finden auf ihnen so gut wie alle Symbole wieder, die er auch sonst in seinen Kompositionen verwendet; hier kommen noch einige dazu. Zu einem burlesken Reigen werden uns die gefesselten Männer und Frauen, die langen, großen Fische, Könige, Menschen in Käfigen, bunte Riesenvögel sowie vorbeischreitende Hotelpagen, geharnischte Gladiatoren mit Helmen und Speeren, hellblonde Frauen und dünne, alte Männer. In diese Triptychen investiert er eine enorme Arbeit. In immer neuen Varianten will er uns die Vielschichtigkeit der Welt schildern. Je öfter man hinschaut, um so rätselhafter und schicksalsgebundener erscheint dort das Leben.

Der Maler nimmt dabei die Position des Sehers zwischen den Welten ein. Er befindet sich in der mittleren Zone. Er kann die Hölle und den Himmel sehen. Er zeigt uns Witz, Freude und Sinnlichkeit und auch die dunkle Seite, die des Wahnsinns und der Torturen, die er so gut kennt. In diesen großformatigen Tafeln offenbart sich das geniale Kompositionsvermögen Beckmanns. Er findet immer wieder eine Lösung, den farbigen und strukturellen Ablauf der Triptychen interessant zu machen, wobei er gleichzeitig die Botschaft mehr und mehr verschlüsselt.

Einmal aber malt er ein Bild, welches viel unkomplizierter als die Triptychen Wirklichkeit und »Gegenwirklichkeit« veranschaulicht. Es ist das in Amsterdam vollendete Gemälde »Tod«. Auf ihm ist die Realität unten und die Welt der Toten auf den

Kopf gestellt. Man glaubt zunächst, es sei eine Spiegelung gemeint, merkt aber dann, daß dort oben an der Decke die Gestalten des Hades entlanggehen. Es sind drei doppelköpfige Sänger, ein Kopffüßler, ein Engelmonstrum und weitere, allerdings undefinierbare Geschöpfe. Mit dem Kopf nach unten zieht die kleine Prozession über der liegenden Toten hinweg. Der Sarg mit der toten Frau steht in einem Raum, wo auf dem Boden ein Mädchen einen Fisch umarmt, eine andere Frau eine Kerze hält und eine dritte sich die Strümpfe glattstreicht. Dreht man das ganze Bild um, so nehmen die Gesellen der Unterwelt eine durchaus denkbare Realität an. Die Tote liegt auch dann normal in ihrem Sarge, und die Erdenmenschen erscheinen jetzt plötzlich wie aus dem Jenseits. Eine Allegorie von der Umkehrbarkeit der Welten.

Die Odyssee

Schon 1932 hatte Beckmann am Städelschen Kunstinstitut Schwierigkeiten. Als die Repressalien zunahmen, wich er zunächst nach Berlin, 1939 nach Holland aus.

Auf einem Doppelportrait von 1941 tritt er uns, mit seiner Frau Quappi an der Seite, eher zögernd entgegen. Ein etwas untersetzter Mann, der ein wenig wie ein Bohemien wirkt: ein lose drapierter Seidenschal fällt auf, eine Kombination aus dunkel brauner Jacke und Hose, am linken Arm hängt ein

Stock, und seine Frau hat ein paar Blumen in der Hand. Mit der Rechten hält er tief den Hut, den er aber so faßt, daß man das weiße Seidenfutter sieht: »London« steht da innen. Die beiden wirken mehr wie Lebenskünstler: vorsichtig auftretend. Man mogelt sich so durch, denn die Zeiten sind alles andere als rosig. 1943 malt er »Odysseus und Kalypso«, welches eines seiner schönsten Bilder wird. Die junge Zauberin bemüht sich darauf um den liegenden Odysseus, währenddessen seine in Tiere verhexten Gefährten das Paar umstehen. Der Held aber sieht sinnend in die Ferne.

Beckmann selbst kann erst 1947 zu seiner letzten Odyssee aufbrechen. Man fährt zunächst nach Nizza und an die Riviera, dann, im gleichen Jahr, nach Amerika. Im Juni 1948 ist er wieder in Amsterdam, und im Sommer 1949 erteilt er in Boulder in Colorado Unterricht. Im September gleichen Jahres beginnt er mit seiner Lehrtätigkeit am Art Department des Brooklyn-Museums.

Während in Deutschland sein Ruhm wächst, an den Akademien und Kunstschulen man ihm nacheifert, während sich hier ein typischer Malstil der fünfziger Jahre entwickelt, der an seiner Malerei orientiert ist, freut sich Beckmann in New York über den ihm verliehenen Carnegie-Preis. Es geht nicht so recht voran mit dem Weltruhm, denn man versteht seine Malerei dort nicht. Noch immer ist er auf das Unterrichten angewiesen, denn er verkauft nicht genug. Mit dem Ruhm und erst recht mit dem

Einkommen der Maler der Ecole de Paris kann er sich längst nicht vergleichen.

In Amerika vollendet sich Beckmanns Altersstil. Die Flächigkeit wird betonter, und er verzichtet oft auf jede Dreidimensionalität. Seine Farben werden glühend, und er umrandet meist stärker. Bis zum Schluß blieb er sich selbst treu, nie versuchte er in fremden Gärten zu pflügen, wie das zum Beispiel Kirchner so glücklos tat, und nie glitt seine Kunst ab in eine Altherrenmalerei, wie bei so vielen seiner Generation.

1950 malt er sich in einer stahlblauen Jacke, darunter trägt er ein orangefarbenes Hemd und eine große gestreifte Krawatte. Er ist jetzt sechsundsechzig Jahre alt, und auf diesem Bild steht er wieder in der entschlossenen Haltung, die wir von seinen Selbstportraits aus den zwanziger Jahren kennen. Die rechte Hand steckt lässig in der Hosentasche, mit der Linken führt er eine Zigarette zum Munde. Auf dieses männliche Attribut mochte der Maler bei der Darstellung seiner selbst nicht verzichten.

Beckmann ist zu dieser Zeit schon seit Jahren schwer herzkrank. Eine Zigarette dürfte er in Wirklichkeit nicht mehr geraucht haben. Trotzdem glaubte er es sich schuldig zu sein, bei männlichen Riten mittun zu müssen. Es scheint ihm wichtig aufzuschreiben, was und wieviel er getrunken hat: »Nachmittags mal wieder im Plaza recht angenehm mit 3 Martinis, aber jetzt unangenehme Folgen (Kopf)«, notiert er in sein Tagebuch von 1950, und ein paar Tage später: »Plaza 4 whiskeys«. Eintragungen – die allerdings einige Jahre vorher liegen – sprechen von zehn getrunkenen Champagnercocktails, was immer das gewesen sein mag. Eine Art Männlichkeitswahn, den er mit Herzschmerzen, Anfällen seiner Angina pectoris, bezahlte.

Ich erinnere mich noch, wie ich zum ersten Mal ein reproduziertes Bild von Beckmann sah. Ich muß dreizehn Jahre alt gewesen sein, und unser Lehrer zeigte uns ein ganzes Konglomerat von Bildern moderner Maler. Von Beckmann war das Bild »Sommer, Blick auf den Chiemsee« darunter. Der Lehrer kommentierte, daß man es bei Beckmann mit dem »männlichsten der Maler« zu tun habe. Tatsächlich sind seine Bilder männlich strukturiert – wenn man so was überhaupt klassifizieren kann. Sie sind offen wie ein Scheunentor, offen in ihrer Brutalität, ihrem Stolz, aber ebenso offen in ihrer schüchternen und ungeschickten Zärtlichkeit. Erst wenn man dies wahrnimmt, wie ungeschützt Beckmann eigentlich ist, bemerkt man auch die neue, wahrhaftige Schönheit seiner Kunst.

Am 27. Dezember 1950 erlitt Max Beckmann auf der 69. Straße in New York einen Gehirnschlag. Er stürzte zu Boden und starb offensichtlich sofort. Er hatte in diesem Jahr noch siebenundzwanzig Bilder und die »Argonauten« vollendet, sowie ein weiteres Triptychon angelegt. Seine Kraft schien ungebrochen. Eines dieser Bilder ist ein Ikarus, ein Bild mit dem Namen »Abstürzender«. Der Mann fällt, mit nach unten gestreckten Armen, kopfüber durch die Wolken, an den Hochhäusern vorbei, in den Abgrund. Es scheint, als wäre Beckmann ähnlich plötzlich aus seinem Leben gestürzt. Dabei darf man nicht vergessen, daß ein Prophet die Prophezeiung zwar macht, aber sie selbst meist nicht versteht.

Rückblick – verstellter Ausblick

DAS NATÜRLICHE IST UNS IMMER EINEN SCHRITT voraus, weil es nichts wünscht und nichts begehrt. Wir dagegen *wollen* immer etwas, wir möchten Aufschlüsse über das in der Natur Verborgene und damit auch gleich etwas über uns erfahren; wir möchten die großen Zusammenhänge der Schöpfung begreifen. Wir mühen uns ab, aber die Natur beharrt in ihrem stoischen Dasein; wir kümmern sie nicht. Sie ist bei diesem ungleichen Spiel immer schon da angelangt, wo wir hinwollen; unser Tun ist ihr gleichgültig. Immer wenn die Kunst glaubt, in der Natur einen Sinn gefunden zu haben, zeigt es sich, daß diese sich schon wieder geändert hat. Das ist so, weil auf uns nur der Schein der Natur fällt, wir beurteilen sie nur von außen, nur nach dem, was wir sehen. Denn die Kunst kann lediglich eine Ansicht von der Natur geben, alle diese Bilder, ob gemalt oder fotografiert, zeigen nur einen Aspekt von ihr. Die Künstler wissen, wie wenig ihre Arbeit mit der Realität der Welt zu tun hat, und planen deshalb ihr Werk verführerisch auf das Schöne hin. Wenn schon eine objektive Abbildung nicht möglich ist, so soll wenigstens die Illusion einer intakten Welt erstellt werden. Die Illusion ersetzt in der Kunst die Realität, und es gibt keine Alternative – auch wenn wir uns über ihre Scheinhaftigkeit im klaren sind. Wir leben gerne mit Illusionen. Wir leben sogar ganz in einer Illusion und können gar nicht ohne sie leben.

Die Kunst ist fast eine so große Illusion wie die Religion und von ähnlicher Sophistik wie die Philosophie, und mit beiden bleibt sie auf geheimnisvolle Weise verbunden. Die Kunst hat ihre eigene Metaphysik und kann mit dieser Zeichensprache sogar in jenes Dunkel vordringen, in das die Worte nicht mehr folgen können. Doch das ist zugegebenermaßen problematisch und führt schnell, wie wir es in der Spätmoderne gesehen haben, zu Mißverständnissen und jenen Deutungen, die keinen Sinn mehr ergeben. Aber trotz der vielen Imponderabilien bleibt die Kunst das Medium, durch das sich der Mensch in seiner Komplexheit ausdrücken kann. In und mit der Kunst spiegelt der Mensch sein Wesen und die Welt, und er schafft sich diesen Spiegel der Kunst immer wieder neu – in der Hoffnung, dahinter einmal etwas von seiner Bestimmung zu finden. Ab und an gelingt sogar so eine Verklärung, die Mensch und Natur im Einklang zeigt. Dieser Zustand – womöglich nur von kurzer Dauer – ist dann eine solche Sinnfindung und wirkt so beseelend, daß sich alle Mühen dafür gelohnt haben.

Diese Momente sind sozusagen die Sternstunden

der Kunst, die Kunst zeigt sich dann fast wirklich. Aber immer ist diese Wirkung mit dem Schönen verbunden, das Schöne steht hilfreich Pate. Das Schöne wird häufig mit der Kunst verwechselt; so ist zum Beispiel auf den Hochglanzblättern der Illustrierten das Schöne nah, doch die Kunst sehr fern. Das Schöne ist noch unklarer als die Kunst und noch unbestimmbarer, dabei aber viel leichter, ja, manchmal direkt leichtsinnig. Das Schöne verändert sich von einer Region zur anderen. Die Völker haben vollständig verschiedene Auffassungen davon – aber das gilt natürlich auch für die Kunst.

Eigene Unrast und ägyptische Ruhe

Die europäische Kunst ist objektiv gesehen nicht besonders schön, sie wirkt oft verkrampft und unruhig. Wir sehen unsere Kultur immer etwas durch eine bunte Brille, das Barbarische nehmen wir an ihr nicht wahr. Gewiß ist die Malerei eines Altdorfer oder Grünewald, Velázquez oder Rubens vollkommen, und ihre Werke stellen Höhepunkte innerhalb der Weltkulturen dar, doch der Beginn der europäischen Kultur wirkt roh und grob, wenn man ihn vorurteilslos betrachtet. Machen wir einen Vergleich:

Das Ebo-Evangeliar aus der Zeit Karls des Großen übertrifft an Kunstfertigkeit keineswegs andere illuminierte Bücher dieser Zeit, doch die flammende Aufgewühltheit der Malerei, die uns beim Betrachten des Buches sofort auffällt, charakterisiert den Aufbruch Europas im neunten Jahrhundert. Diese wilde, kaum gebändigte Unrast und Angst ist fast aller Kunst des frühen Mittelalters eigen: Sie liegt in den verschlungenen Bändern der irischen Buchmalerei, in den mit Details überladenen Kapitellen und erst recht in den verknoteten Menschen und sich windenden Drachen der Reliefs über den Türen der Kirchen. Blut und Gewalt: alle frühen mitteleuropäischen Kunstwerke haben im Kern diese wirbelnde, kleinteilige Unrast.

Nehmen wir dagegen die ägyptische Kunst: sie ist ruhig, gelassen bis steif. Selbst Pharaos Schlachten und Kämpfe bekommen auf den Pylonen von Luxor und Karnak die Feierlichkeit einer Zeremonie. Die Schränke des Tut-anch-amun sind nicht überall geschnitzt wie die Möbel der Germanen, sondern aus glattgehobelten Brettern gefügt. Die Kunst der Ägypter ist großzügig, der ägyptische Künstler kann Flächen stehenlassen. Diese Kunst ist von makelloser Schönheit, sie will nie zuviel und erreicht deshalb eine einmalige Ausgeglichenheit und Vornehmheit. Einfach und die Ebene beherrschend schieben sich die Dreiecke der Pyramiden in den Himmel, die gewaltigen Flächen wechseln im Laufe des Tages vom pastellenen Blau zum dunklen Umbra. Aber sie wirken nie bedrohlich. Lange schräge Linien ziehen ihre Kanten durch den Luftraum, im Zenit verlieren sich diese Linien; doch unten versperren plötzlich, beim Näherkommen, unübersehbare Fronten den Blick. Die Bauwerke sind riesig, doch all das wirkt so wunderbar leicht wie ein Zelt.

Behutsam und sicher malt der ägyptische Künstler. Fast alle ihm bekannten Wesen stellt er dar: mit würdigen Schritten und in verhaltener Gebärde die Menschen, dann Kühe und Schafe, Vögel, Gänse, Enten und Wiedehopfe, Esel und Geparde. Sie alle ziehen heiter und gelassen an den Wänden der Gräber von Sakkara entlang. Die Früchte des Feldes, die Geräte des Ackerbaus und des Haushalts werden mitgetragen bei den vielen gemalten Prozessionen. Fein säuberlich gebündelt haben manche Personen geschnittene Gerste unter dem Arm, die Bauern gehen mit geschulterter Hacke, und Körbe mit Fischen und Gemüsen werden mitgeführt. Kein Detail ist vernachlässigt.

Die europäische Kunst hat die dauernde ägyptische Ausgeglichenheit nicht. Noch immer herrscht jene aufgewühlte, bohrende Unrast wie zur Zeit Karls des Großen: die Unrast der Vorväter, die mit Schiffen über die Meere fuhren, in feuchten Klöstern die Evangeliare malten und in den Kreuzzügen mordend und vergewaltigend Byzanz und das Heilige Land heimsuchten. Immer nur Unrast und Arbeit, und nichts ist bleibend. Seitdem hat sich nicht viel geändert. Daher kommen wir, und so sind wir geblieben. Ein nicht gerade schmeichelhaftes Bild, das sich uns bietet, und doch blitzt in ihm die ganze Vielschichtigkeit Europas auf. Weiter, weiter, aber wohin?

Vornehmlich die deutsche Kunst blieb durch die Jahrhunderte im Stil unruhig und suchend. Selbst die deutsche Renaissance ist gotisch spiralig und verwendet so gut wie nie die großzügige Gliederung der Italiener, die ihr durchaus als Vorbild zur Verfügung stand. Diese bohrende, oft detailbesessene (vielleicht deshalb manchmal leicht verkrampft wirkende) und um Antwort ringende deutsche Kunst setzt sich bis in die Moderne hinein und noch darüber hinaus fort. Angefangen bei der frühen Pieta des Domes zu Fritzlar, den kantigen Kompositionen eines Konrad Witz, den »Tod und Mädchen«-Bildern Baldung Griens bis zu den harten Figuren Runges und weiter bis zu den fiebrigen Expressionen Kirchners und den Stenogrammen eines Wols: Die Werke bleiben immer unruhig.

Die Unrast der Väter lebt in uns. Wir schleppen die Kultur und auch die Wurzeln unserer Herkunft hinter uns her. Keiner steht allein, jeder nimmt Bezug auf seine Vorgänger, und wie unterirdisch setzten sich Strömungen fort.

Auch die Liebe zur Natur, zu den ziehenden Wolken und den Wäldern überliefert sich. Ja, selbst die alten Naturreligionen sind nicht ganz vergessen: Wenn der Wind durch den Wald geht und das Rauschen näher kommt, gibt es kein schöneres Geräusch als dieses. Die Verehrung von Hainen und Bäumen, wie es in der vorchristlichen Zeit Brauch war, wäre für viele von uns überhaupt nicht fremd. Solchem Brauch könnte man sich schnell anschließen. Aber die heiligen Bäume sind vor neunhundert Jahren gefallen, und geblieben ist uns nur diese unbestimmte ererbte Sehnsucht nach der Natur.

Die Deutschen halten viel von der Natur, und Wehmut ist oft mit dabei, wenn sich die Gedanken in Liedern, Musik und Dichtung der Landschaft widmen; aber auch große Malerei entstand aus der Beobachtung der Natur. Wir sind tief verwurzelt in dem Land, in dem wir aufwuchsen, doch was ist dieses Deutschland? Gemäßigte Zone: Der Sommer kann verregnen und der Winter kalt sein, schöne Tage, doch oft Wolken und Nebel; so ist das Klima zwischen Flensburg und München. Viele zieht es deshalb nach dem Süden in die Wärme, vor allem nach Italien. Die Italien-Sehnsucht der Deutschen wird verständlich durch das blaue Land mit dem schmeichelnden Klima und seinen fröhlichen Menschen. Von Dürer, den Nazarenern, Klinger und Böcklin angefangen, zogen sie scharenweise hinab und kamen schwärmend zurück. Nur einer nicht. Caspar David Friedrich war nie in Italien, und er malte nur deutsche Landschaften. Er war ganz der Natur zugetan, der nordischen Landschaft und ihren Erscheinungen.

Caspar David Friedrich

Nicht zufällig ist die Romantik eine der fruchtbarsten und wichtigsten Kunstepochen Deutschlands gewesen. Am Beginn der Industrialisierung wendet sich die Kunst verstärkt der Natur zu, so als ob sie dort Hilfe und Rat sucht vor dem heraufziehenden Materialismus. Eine Fülle von Gedichten und Liedern entsteht, die die Natur und ihre Stimmungen bis in die feinsten Schattierungen aufnehmen.

Der größte Maler der Romantik ist unbestreitbar Caspar David Friedrich. In ihm haben die Deutschen einen ihrer größten Naturbeobachter. Seine Bilder unterscheiden sich von denen seiner Zeitgenossen durch einfache, strenge Kompositionen und durch das einmalige Phänomen, daß auf ihnen gemalte Luft zu sehen ist. Luft liegt wie ein irisierender feiner Schleier vor dem Watzmann-Motiv, steht in frischer Klarheit über den grünen Wiesen vor Greifswald und hängt als kalter Hauch in den Zweigen seiner Eichen und Tannen. Die Luft ist das unnachahmliche Geheimnis seiner Bilder: Sie liegt so klar wie Glas zwischen den Schiffen auf der Ostsee, sie kriecht über Ackerfurchen und über die Eisschollen der »Gescheiterten Hoffnung«. Luft, gemalte Luft ist die geheime Wirkung dieser Kunst, und dazu kommen noch die Weite des Landes und der offene Himmel, der puderige Schnee auf den Fichten, die kahlen Haselsträucher und die nebeligen Abende. Das ist seine Kunst, und erst danach sollte von seiner Allegorie die Rede sein.

Friedrichs Botschaft ist die Weite, die bis an das Unendliche heranführt. Gerade die Romantiker sind, bei aller Gefühlsseligkeit, die mutigsten Nihilisten.

Friedrich malte mit seinem »Eismeer« oder, wie es mit älterem Titel heißt, »Die gescheiterte Hoffnung«, das erste Bild, welches eine völlige Öde zum Thema hat. Menschen gibt es darauf nicht, nur kaum wahrnehmbar ein von den Eismassen zerdrücktes Schiff. Sonst türmen sich nur die gefrorenen Schollen der See; darüber ein blaßblauer Himmel und dahinter die Weiten des Eismeeres. Die Botschaft des Bildes ist die Öde, welche sich dem Nichts nähert. Wir empfinden es ganz richtig, wenn wir das Bild zum ersten Male sehen: Chaos, Kälte und Luft – der Mensch existiert hier nicht. Im Unterschied dazu vergegenwärtige man sich Poussins Bilder, wo noch so glücklich Mensch und Natur im Einklang stehen oder Gelées Gemälde, wo die Figuren umflossen sind vom ersten Licht des Morgens. Zwar bemerken wir nach einiger Zeit, daß die übereinandergeschobenen Eistrümmer ein Dreieck bilden und dieses Symbol auch in den Schollen wiederkehrt – es ist in dem Bild zu oft verwendet, als daß es ein Zufall sein könnte –, doch ist genau mit diesem Symbol Gottes die Botschaft, die von der Malerei ausgeht, nicht aufgehoben, denn Friedrich war ein Pantheist, und das Göttliche war für ihn da, wo die Natur Größe und Weite hatte.

Caspar David Friedrich malte die frühe Dämmerung an einem Vorfrühlingsabend und den ziehenden Morgennebel über einer Fichtenschonung, keine Stimmung entging seinem empfindsamen Auge. Das Gefühl für Nuancen begleitet die europäische Malerei; seit den Gebrüdern van Eyck und seit Leonardo sind Nuancen nicht mehr aus ihr wegzudenken. Die Dinge so darstellen zu können, wie wir sie sehen, wurde zu einer Voraussetzung für den Beruf des Malers und zu einer gar nicht mehr bemerkten Selbstverständlichkeit für den Beschauer. Erst im Rigorismus der Abstraktionen verschwand diese Forderung an die Malerei, doch blieb das Gefühl für Übergänge noch lange erhalten.

Kunst als Deutung

Erst in der allerneuesten Malerei fehlt die Fähigkeit, eine Distanz durch Brechung zu erreichen – man will es auch gar nicht mehr. Aber ohne Stimmung – die in der Malerei durch Verschleifen der Übergänge erreicht wird – wirkt auch kein Film, kein Buch und kein Theaterstück. Für manche Maler ist allerdings die Komposition wichtiger; die übersichtliche Aufteilung des Bildes und der Zusammenhang der einzelnen Objekte darauf. Nichts darf über Gebühr betont sein, und kein Teil darf die Ausgewogenheit stören. Neben diesen beiden, der Komposition und der Stimmung, ist die dritte Komponente eines Bildes sein Inhalt oder die Allegorie. Es sind also drei Komponenten, die ein Bild ausmachen, auf drei verschiedenen Ebenen entsteht es. Die meisten Kunstwerke sind unter Berücksichtigung aller drei gemalt, in manchen Fällen reicht auch nur eine, um ein Bild entstehen zu lassen. Die Moderne hat sich zum Beispiel (wie Malewitsch) manchmal nur mit der ersten Voraussetzung, der Komposition, begnügt: Das »Schwarze Quadrat« braucht nicht das Umfeld der Stimmung und auch nicht die Allegorie. Mondrian hingegen nimmt in seinen verschliffenen weißen Feldern etwas Atmosphärisches, also Stimmung, mit in seine Kunst hinein. Doch bei beiden fehlt die Allegorie.

Die Allegorie sieht ein Maler auf einem Bild als letztes. Erst nachdem er die Komposition und die Art und Weise der Malerei erfaßt hat, sieht er, was das Bild erzählt. Der unkritische Betrachter aber bemerkt die Erzählung meist als erstes und nimmt die Malweise und die Komposition oft gar nicht wahr. Während die ersten beiden Komponenten die Voraussetzung für die Malerei sind, ist die dritte eine Art Überbau, der in direktem Kontakt zum Mythos steht.

Mythische Bedeutung kann in einem Glas Wasser liegen, in drei Jungfichten oder zwei Fischen. Doch wie die abstrakte Malerei sich Aufschluß über ihr Sein im Zerlegen der Kunst versprach und wie die gemalte Weite uns die Erfahrung des Räumlichen bis hin zum Unendlichen gab, so ist der erzählende Inhalt die Allegorie: jedes der drei, Komposition, Stimmung und Inhalt, ist ein Teil der Kunst.

Ganz direkt deutet Johannes der Täufer auf dem Isenheimer Altar auf den toten Christus am Kreuz, und über seiner Hand stehen die Worte: Illum oportet crescere, me autem minui (»Es ist not, daß er wachse, ich aber kleiner werde«). Sein langer Zeigefinger weist auf das vollbrachte Leiden, welches zum Symbol des neuen Heils werden sollte. Auf Grünewalds Kreuzigung kann der Betrachter die Deutung nicht verfehlen: Sie ist unverschlüsselt und meint nur Christus. Ein geschlossenes einheitliches Weltbild tritt uns gegenüber, ohne Wenn und Aber.

Meist jedoch ist die Allegorie vieldeutig und geheimnisvoll. Giorgiones »Gewitter« verleitet uns zu immer neuen Ausdeutungen. Nach neuester Forschung soll es Adam und Eva darstellen, doch darauf käme der Betrachter beim Anblick des Bildes niemals.

Wenn die Malerei eine geglückte Symbiose mit der Mythologie eingeht, ist das von bestrickender Faszination. Die aus dem Mythos entspringende Allegorie macht dann ein Bild zu einem elektrisierenden Erlebnis. Giovanni Bellinis »Religiöse Allegorie«, auch unter dem Namen »Allegorie des Fegefeuers« bekannt, hat jene verwunschene Wirklichkeit, wo alle Personen und Dinge, auch die Bäume und die Landschaft, eine somnambule und doch richtige Bedeutung bekommen. Die Kinder, die als arme Seelen des Fegefeuers unter dem Apfelbaum spielen, der heilige Paulus mit dem Schwert, ein Zentaur aus der Welt der Antike und der Mohammedaner, der achtlos vorbeigeht, der gekachelte Hof – im geometrischen Gegensatz zum Wasser dahinter und zur zerklüfteten Landschaft: Alles

Dargestellte ist gedeutet, doch wir meinen, wir könnten die Deutung noch weiter führen. Immer mehr Beziehungen und Möglichkeiten bieten sich dafür an – doch dann zerfällt alles wieder in jene traumhafte Feierlichkeit und abgehobene Wirklichkeit.

Das Bild bleibt rätselhaft, hat aber nicht die angestrengte Symbolik des Surrealismus, vielmehr wird hier Traumhaftes mit Wirklichkeit erreicht, allerdings mit Hilfe der Allegorie. Bellini gibt allen Dingen auf seinen Bildern eine rätselhafte Wirklichkeit. Schon oft dachte ich beim Betrachten seiner Bilder, was wohl ein Geier im Baum zu bedeuten habe. Es fiel mir dann ein, aber mit einer leichten Verzögerung: Alles, was er malt, gibt mit Verzögerung sein Geheimnis preis.

Verstellter Ausblick

Wie wir an Hand dieses Beispiels sehen, kann die Allegorie und damit der hinter ihr stehende Mythos die Wirkung eines Bildes noch einmal erweitern, bis zu jener ungeahnten Steigerung, die letztlich nur aus dem Rätsel erwächst. Die Malerei ist ohne den Mythos durchaus möglich, wie die Moderne beweist, doch ob sie auf Dauer ohne Mythos zurechtkommt, ist fragwürdig. Wie die neue Entwicklung zeigt, ist der Mythos wieder mit Macht in die Kunst eingebrochen. Der Mythos ist mächtig, und er wirkt auf uns wie ein Übervater. Er wurzelt tief in der Psyche der Menschen, und man verleugnet ihn nicht ungestraft. Er könnte die gesamte Moderne überrollen, und es ist das Gebot der Stunde, die Strenge und die Freiheit der Moderne hinüberzuretten in eine neue Zeit. Der Mythos ist sehr alt, die Moderne dagegen jung. Der Mythos hakt sich fest im Gemüt, die Moderne dagegen setzt auf Formgefühl, Kultur und Verstand. Dem Mythos gegenüber steht sie auf ziemlich dünnen Beinen da, und täglich verliert sie wieder ein paar ihrer Anhänger.

Warum spricht ein Maler, der über das Ende der Moderne schreibt, so wenig von den Modernen, warum schweift er so oft ab und bemüht sogar die Anfänge der Kunst? Mein Anliegen war es, die Moderne als eine Epoche der Kunst darzustellen, die jetzt vorbei ist. Gewiß leben wir noch in ihrem Widerschein, doch sind die mit ihr verbundenen Hoffnungen verschüttet, und eine gewisse Ernüchterung ist eingekehrt. Es besteht die Gefahr, daß die Kunstwerke der Moderne jetzt in den Museen verstauben und ihr Geist in Vergessenheit gerät. Nichts konnte das Ende der Moderne aufhalten, doch nun stellt sich die Frage nach der Zukunft. Die Moderne war das vielleicht freieste Kunstereignis des Abendlandes. Leider weist diese Kunst nicht in die Zukunft. Einige Chancen einer sinnvollen Veränderung im Geist der Moderne sind allerdings verpaßt worden. So hätte man mit der Anerkennung der Malerei des Polen Maryan eine Alternative gehabt, den existentiellen Ernst eines Bacon oder Nolan weiterzutreiben. Vielleicht wäre man dann nicht dieser entsetzlichen Oberflächlichkeit anheimgefallen; aber das alles sind Spekulationen, Vermutungen. Es leuchtet immer mehr ein, daß sich auf direktem Wege aus den zersplitterten Formen keine neue Einheit ableiten läßt. Immer noch sind Kunst und Mythos getrennt, und es wird viel Arbeit kosten, sie wieder sinnvoll zu einigen.

Eine Antwort erwächst manchmal aus der Tat; während des Schreibens kann der Schreiber Wahrheiten finden, die ihm vorher fremd waren. Diese Weisheit gilt für die Malerei erst recht, und so ist es für mich bestimmt besser, den Stift jetzt zur Seite zu legen und gegen einen Pinsel auszutauschen. Eine Leinwand, Farben, die Staffelei und einen Spiegel lege ich auf eine Schubkarre und fahre hinaus in die Natur. Irgendwo werde ich halten, und dort werde ich mit der Arbeit beginnen.

Ich male mich dann selbst ab von der unscharfen und mein Gesicht verzerrenden Folie, die mir als Spiegel dient. Das Malen ist ein Dialog zwischen mir und dem verschwommenen Wesen vor mir. Der Spiegel hebt sich, mit meiner gestikulierenden Gestalt darinnen, hell ab von der Landschaft ringsumher. Die Landschaft ist in Ruhe, aber ich arbeite. Ich male mich, wie ich in der bläulich illusionierenden Fläche des Spiegels so unwirklich erscheine: arbeitend im blinkenden Rechteck, umgeben von der Gleichgültigkeit der Welt.

KLAUS FUSSMANN wurde 1938 in Velbert (Rheinland) geboren. Er studierte an der Folkwang-Schule in Essen und von 1962 bis 1966 an der Hochschule für Bildende Künste Berlin. 1972 Aufenthalt in der Villa Romana, im gleichen Jahr Preis der Böttcherstraße, Bremen; 1982 erhielt Fußmann den Kunstpreis der Stadt Darmstadt. Auf Reisen nach Skandinavien, Island und im Westen der USA entstanden zahlreiche Aquarelle. Klaus Fußmann, Vertreter eines neuen Realismus nach 1960, ist seit 1974 Professor an der Hochschule der Künste; er lebt und arbeitet in Berlin.

CIP-Kurztitelaufnahme der Deutschen Bibliothek

Fußmann, Klaus: Die verschwundene Malerei / Klaus Fußmann. – Berlin : Siedler, 1985. (Corso bei Siedler). ISBN 3-88680-176-4

 Gesetzt aus der Monotype Walbaum-Antiqua, Serie 374. Gestaltung: Hans Peter Willberg, Eppstein. Satz und Druck: Laupp & Göbel, Tübingen. Buchbinder: Gassenmeyer, Nürnberg. Printed in Germany 1985. ISBN 3-88680-176-4